U0121666

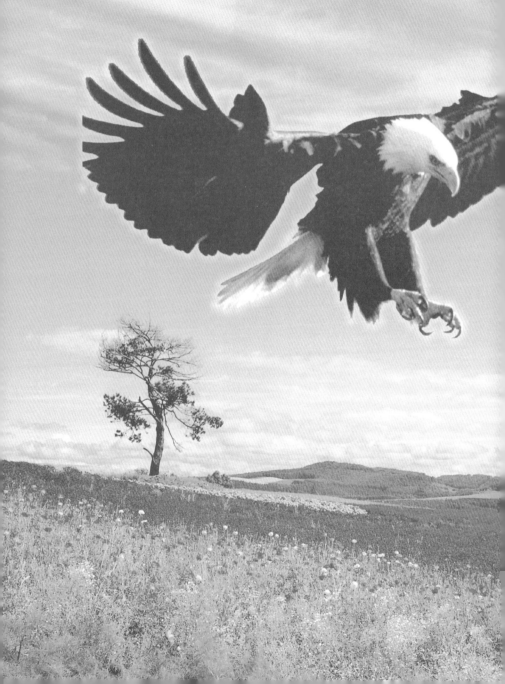

大展好書　好書大展
品嘗好書　冠群可期

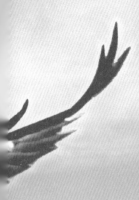

休閒保健叢書38

手診快速入門

附 VCD

趙理明　編著

品冠文化出版社

前　言

　　文學作品的寫法無論怎樣千變萬化，都少不了三個要素，一是敘事，二是敘情，三是栩栩如生，引人入勝的離奇誇張與虛構情景，是作者對題材感受的加工處理。

　　然而，手診、面診同其他醫學一樣，來不得半點誇張和虛構。沒有文學的觀點和獨特的語言風格及散文般的詩韻味，更不能有「語不驚人死不休」的文品追求。無論你有多麼高貴，多麼富有，但生命和健康對每個人都是平等的。

　　筆者幾年前編著的《手診快速入門》、《5天學會望手診病》能同時修訂再版，說明臨床手診、面診方面的知識，深受熱愛健康養生的讀者歡迎。但筆者仍在這條道路上默默地艱苦跋涉探索！

　　《難經》曰：「望而知之謂之神，聞而知之謂之聖，問而知之謂之工，切而知之謂之巧。」說明望診是診斷的最高、最難的層次。

　　實用、易學、易掌握是手診、面診的生命。現在生活節奏快，人們大多辛苦地為生活奔波，沒有多餘時間去閱讀冗長的文字，所以，言簡不贅寫出真實的內容，是筆者的義務和責任。

　　彭祖說：「越是高功越簡捷。」比如，大拇指短小者，應積極防治心臟方面疾病。方形手掌者，應積極防治膽囊方面疾

病。十指甲均大於末端指節的 1/2，提示易患呼吸道方面疾病。十指指甲皮帶增寬是長期消化不良信號。

2014 年元月 2 日下午，山東青年女作家劉豔英女士來電話諮詢說，她旁邊有位大叔最近老感覺十指指尖發脹，雙眼胞看上去也顯水腫，問我是啥病信號？我回答她，你問問他是否已經咳嗽了好長時間了？我在電話中清楚地聽到病人回答說：「是的，我已經咳嗽了七八個月了⋯⋯」劉姓女作家問我爲什麼眼胞發腫？十指指尖有發脹感？我手機訊息回復她：「長期咳嗽憋氣逼到十指尖端無處可逃，時間長了，自然會出眼胞腫，指尖端處聚氣而發脹。」

元月 17 日下午，有位 22 歲吳姓女青年在介紹她來門診的女伴陪同下，戴了個大口罩，介紹人對我說：「趙大夫，她到某附屬醫院診斷是濕疹。」

我讓病人取下口罩，見臉發紅，皮膚紅嫩薄。便問病人說：「你臉發燙難受？」

病人回答說：「臉像火燒烤一樣難受，還脫皮，起小疹子，都反覆幾個月了，我結婚證都領了，都沒辦法結婚。這個濕疹咋這麼難治呀？」

我解釋說，這是肺胃積熱引起的，根本不是濕疹。沒有想到，病人對介紹人反駁說，我們去某附屬醫院，掛的都是專家號，診斷是濕疹呀？我讓介紹人用手背在患者臉上觸摸一下，介紹人說，哎呀，咋這麼燙呀？

我看病人如此崇拜迷信大醫院診斷。因熟人介紹，就用筆在處方上寫了以下古聖賢對此病的簡要診斷描述：《內經》曰：「面熱者，足陽明病。」《金匱要略》曰：「面熱如醉，此爲胃熱上衝薰其面，加大黃以利之。」

《衛生寶鑒》曰：「面熱似醉需用大黃，此類病人往往有

潮熱，面烘熱，切莫以陰虛視之用藥。」

　　東垣說：「飲食不節則胃病，胃病則氣短，精神少而生大熱。有時而顯火上行獨燎其面。」

　　《雜病》曰：「顏面諸疾，皆從胃治，胃經實火，內不得清，外不得泄，鬱於膚表。」

　　劉渡舟教授說：「古人認爲陽明胃火上走於面，其實而又與肺熱往往相併，或時疫客於高巔相互爲疾。」

　　便給開了《傷寒論》白虎湯和《小兒藥證直訣》瀉黃散加減7劑而癒。3月8日下午吳女士帶人來醫院看病時說臉發燙再未發過。

　　古聖賢又說：「欲知其內，當視其外，診於外者，斯以知其內。」「手掌訊息關全身。」

　　中醫學同兵法是相通的，觀念是強化人體的防禦機制，主張防患於未然，有如兵法中「不戰而勝」的戰略方針，其本質上是一種預防醫學。反對孤立地看待人身上任何一種症候、變異、病象。中醫理論認爲，人的五官、四肢及手足爪甲，皆與內臟聯繫在一起，具有全息性，應把人理解爲一個普遍聯繫的機體。手診、面診是中醫學中的一部分，是一門實踐性很強的科學，同所有醫學診斷一樣，同樣不是萬能的，臨床應用時同其他診斷合參爲病人服務。

　　有不少學員讀者詢問說，怎樣才能學好手診、面診這門診斷技術？我回答是：反覆是記憶的訣竅，實踐是記憶的動力，聯想是記憶的捷徑。這裡，我將廣東著名書法家翟子明先生，春節前揮筆墨寶贈給我的一句話，同熱愛手診、面診的朋友共勉：「蚯蚓無爪甲之利，筋骨之強，上食埃土，下飲黃泉，用心一也！」

　　另外，對書中推薦的治療中藥處方，請在醫生指導下應用爲佳。

　　世界以人爲本，人以健康爲本，健康以預防爲本。歡迎更多的讀者朋友加入手診及面診醫學研究探索的隊伍中來，共同普及推廣手診應用。

趙理明　於西安小寨西路25號藻露堂中醫醫院

聯繫電話：13488231303

目　錄

第一部分　望手診病基礎知識

第二部分　常見疾病望手診治

第一部分
望手診病基礎知識

一、望手診病機理簡述

手是一個人內在自我的外在展現，人們通常用手比畫的手勢動作來表達自己的內心世界和思想。手也是人們生活工作交際乃至自衛中常常使用最多的器官之一。念過千遍不如手過一遍，熟能手巧。可見手在一定意義上有記憶功能。所以說手是濃縮人體「地圖」的螢幕。

「從外知內」。「視其外以知其內臟，則知所病矣」。「有諸內必形諸外」，「手掌訊息關全身」，「掌中熱者腑中熱，掌中寒者腑中寒」。這些認識是古代醫學家診斷疾病的重要機理方法之一。凡事物的局部都相似於該事物的整體，這是全息論的基本定則。德國著名偉大的哲學家康德說：「手是人類外在的頭腦。」

人，是以五臟為中心，透過六腑經絡溝通表裡，運行氣血而構成了一個有機整體，比如「十指連心」。現代醫學證實，手神經直接連著大腦，當臟器有病變時就會由自主神經傳到大腦，然後再由腦脊髓神經把變化情形顯示到雙手上。

比如，中風預兆為：無名指麻木向中指移動或食指麻木。

再比如，腦血管疾病後，半身不遂之人，雙手掌水腫紫紅色又冰涼，同時手掌紋路也變淺。癌症患者到了中晚期，雙手掌乾巴無光澤，掌紋也變黑褐色。

現代醫學認為，疾病刺激會由腦神經系統傳進大腦，再由脊髓神經反映到雙手上，手掌皮膚比其他處皮膚有豐富的汗腺和神經纖維網及各種神經末梢。故，一個人的身心健康及遺傳等因素，也自然會在手掌上反映出過去和未來的健康訊息。古人曰：「面相不如身相，身相不如骨相，骨相不如手相。」說明古前賢也早就認識到了手掌診病的正確性。

二、望手診病的特點和意義

望手診病是一門實踐性很強的科學，多年來在科技最發達的西方國家也陸續出現了眾多手診醫學專家。手診之所以有生命力，最根本的一點在於臨床有效，如果臨床用之無診斷價值，它就會自行滅亡，怎麼保護也是沒有用的。

望手診病，一是它不受地域、氣候等影響一律通用，既簡便又經濟，人人可學，人人可用。不需要儀器設備，又無任何毒副作用，就是在火車、汽車上也可以進行觀察診斷，能得出較為正確的結論。

二是在適當的場合向同事、家人朋友介紹手診醫學能活躍氣氛，在交際中還能起到「一分鐘接近法」的作用。

三是對患者在心理上能起到藥物代替不了的理想調治和鼓勵作用，更主要的是能在臨床醫學中起到超前診斷嚮導作用。

三、怎樣學好望手診病

欲探其奧，先識其門。牢記手掌各部位、手掌紋病理符號以及各線的名稱和其代表意義後，要大膽地對周圍人進行「對

號入座」的實踐驗證，爭取大量廣泛的臨床看手機會，從中找出規律，提高自己臨床定位診斷命中率。同時，要善於總結。

2013年8月初，廣西桂林市唐成韜先生來西安跟隨筆者在西安小寨藻露堂中醫醫院門診學習手診面診時，提問說，假如在火車上怎樣趣味性地給大家看手交朋友說健康？我回答說，這個問題有不少人問過我。

筆者多年前在火車上也想練習練習看大家手，還要讓周圍人主動找筆者看手斷健康，筆者的經驗是自管低頭反反覆覆研究自己的雙手，一會兒旁邊就有人同你搭話，便自覺地伸手讓你看，這樣就會滾雪球似的有許多旅客找你看手。這是給你學習研究手診「感覺器官」的最好良機。

但提醒大家注意的是，「三人行必有我師」，不要有炫耀和自傲的心理。

在另一次手診學習班上有幾位學員提問說，學習手診時有人潑冷水怎麼辦？其實，生活本身就不是一塊淨土。做任何事，學習什麼技術，有人潑冷水是常有的事，你不必去計較，只要你感興趣，認為有價值只管去做去學習，總會有用場的，對你以後會有所幫助的。

想想看：煮熟一兩碗麵條還要點潑幾次冷水哩！煮元宵也要在水滾時投進去，小火慢慢煮，還要不停地潑涼水，待皮軟了，色白了，即可撈出功成受用了。

還有學員問，學好手診技術能否帶來經濟效益？筆者認為，只要你腦子裡有資源，眼光裡看市場，思想和方法才能出效益。

你還需有似釣魚竿一樣能縮能伸、能直能彎的魄力，如釣魚浮漂一樣雖輕浮但獲資訊要特別靈通。單靠學好同人打交道的手診這塊「敲門磚」是遠遠不夠的。

四、手掌酸鹼區域與方庭畫分法

手掌是分酸鹼區的（圖1-4-1），酸區是在拇指下大魚際附近，鹼區是在感情線上邊，中指、無名指、小指下圍成的區域。酸區增大，提示易患高血壓、腦出血、糖尿病等疾病；鹼區增大，提示易患胃病、哮喘、低血壓等疾病。

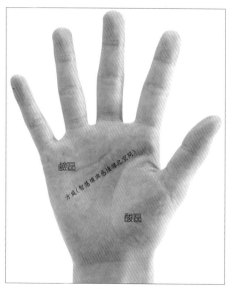

鹼區
方庭（智慧線與感情線之空間）
酸區

圖1-4-1

五、手掌九宮區域畫分法

我國古代把手掌分為9個宮區（圖1-5-1），分別代表不同的臟腑器官。巽位代表肝膽功能，離位代表心臟功能，坤位代表小腹部位，兌位代表呼吸系統，乾位代表心理、呼吸狀況，坎位代表泌尿生殖系統，艮位代表消化系統，震位代表神經系統，明堂反映心血管系統。

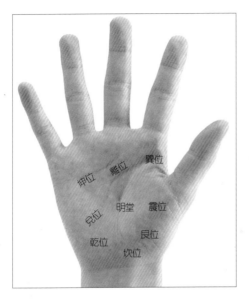

圖 1-5-1

六、手掌九星丘位畫分法

手掌九星丘畫分法見圖 1-6-1，具體星丘位置可與九宮區域所代表的肺腑器官相對應。

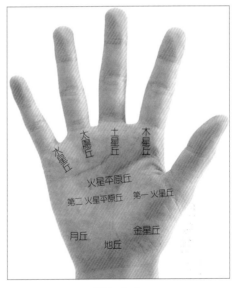

圖 1-6-1

七、手指掌紋各線位置和名稱

手指掌紋各線位置和名稱見圖1-7-1。

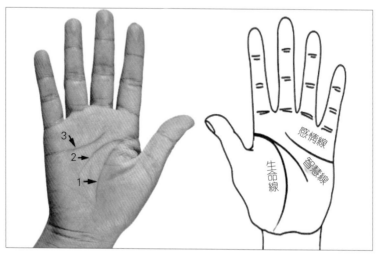

1、2、3.分別為生命線、智慧線、感情線

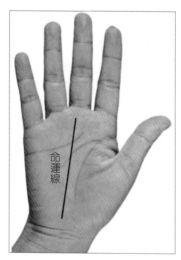

4.命運線

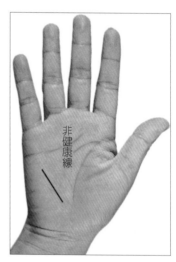

5.非健康線

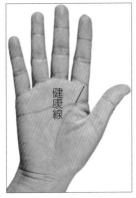

6. 健康線

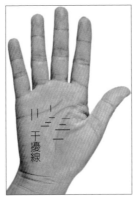

7. 干擾線

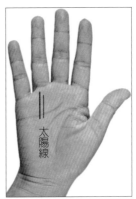

8. 太陽線

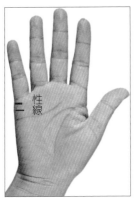

9. 性線

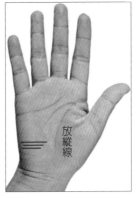

10. 放縱線

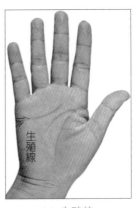

11. 生殖線

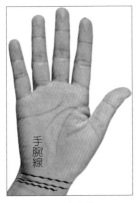

12. 手腕線

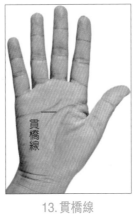

13. 貫橋線

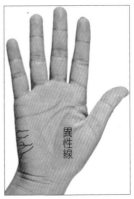

14. 異性線

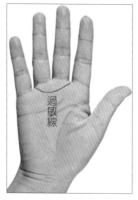

15. 過敏線

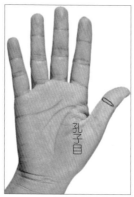

16. 孔子目紋

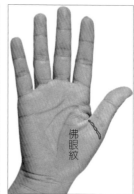

17. 佛眼紋

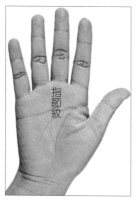

18. 指節紋

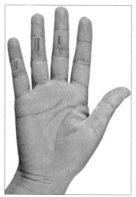

19. 指節川字紋

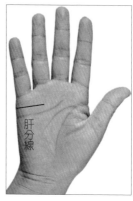

20. 肝分線

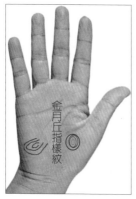

21. 金月丘指樣紋

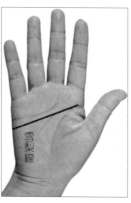

22. 雪梨線

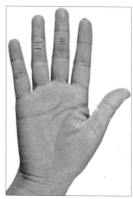

23. 指節橫紋

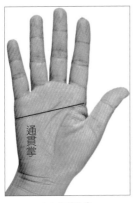

24. 通貫掌

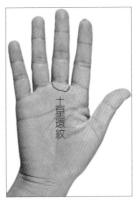

25. 土星環紋

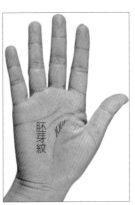

26. 胚芽紋

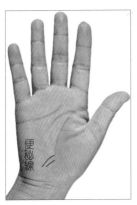

27. 便秘線

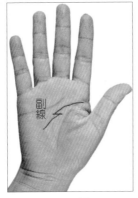

28. 副線

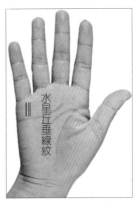

29. 水星丘垂線紋

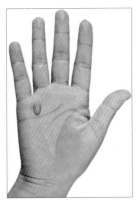

30. 坤位馬蹄指樣紋

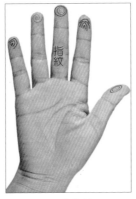

31. 十指紋

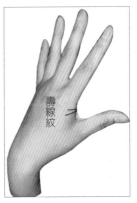

32. 壽線紋

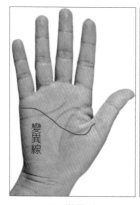

33.變異線

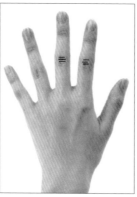

34.手背指節紋

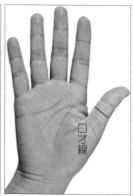

35.口才線

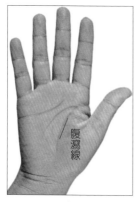

36.腹瀉線

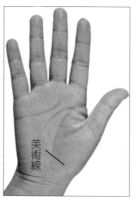

37.美術線

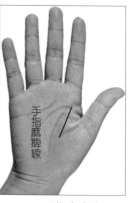

38.手指麻痺線

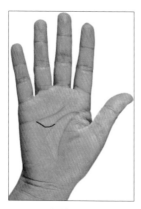

39.頸椎增生線

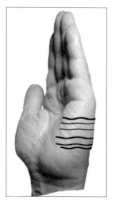

40.打擊緣紋

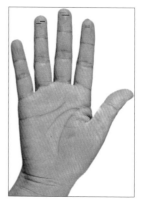

41.指腹肚橫紋

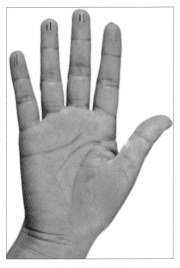

42. 指腹肚豎紋

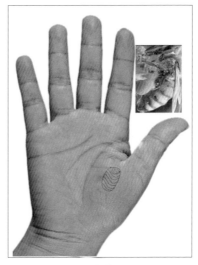

43. 音樂線

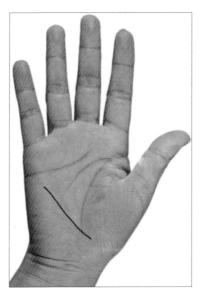

44. 免疫力下降線

圖 1-7-1

八、指甲部位畫分法

指甲各部分名稱見圖1-8-1。

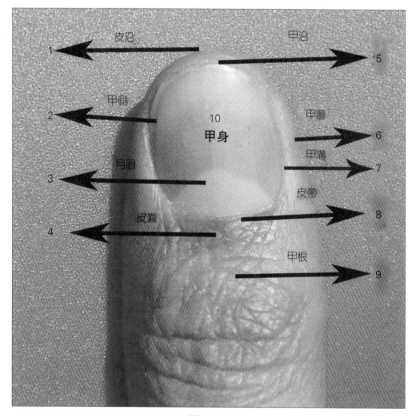

圖1-8-1

九、手掌大魚際、小魚際畫分法

手掌大魚際、小魚際畫分見圖1-9-1。

清代著名醫學家張志聰著《黃帝內經素問靈樞經集注》

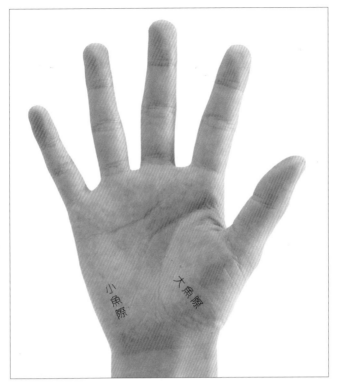

圖1-9-1

曰：「魚腹在手大指下，如魚腹之圓狀，手太陰之魚際穴也。」如，大魚際發青褐色、凹陷鬆弛，提示近期腹瀉史，有明顯的靜脈血管浮顯提示大便乾燥之信號。小魚際打擊緣靠掌內側掌面是也，代表呼吸系統之功能，小魚際隆起色澤紅潤提示健康，平攤欠光澤紋雜亂提示神經衰弱、七情鬱結等症。

十、手掌紋常見異常病理符號

手掌紋常見異常病理符號見圖1-10-1。

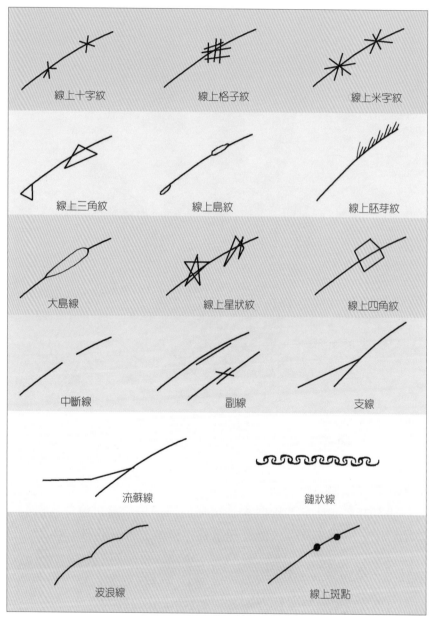

線上十字紋　　　線上格子紋　　　線上米字紋

線上三角紋　　　線上島紋　　　線上胚芽紋

大島線　　　線上星狀紋　　　線上四角紋

中斷線　　　副線　　　支線

流蘇線　　　鏈狀線

波浪線　　　線上斑點

圖 1-10-1

第二部分
常見疾病望手診治

一、高血壓

1. 手掌本能線起點偏高，即高於手掌虎口的1/2；本能線走在掌中時向外擴張，超過中指中點向下作垂線，使酸區增大，提示高血壓信號，見圖2-1-1。

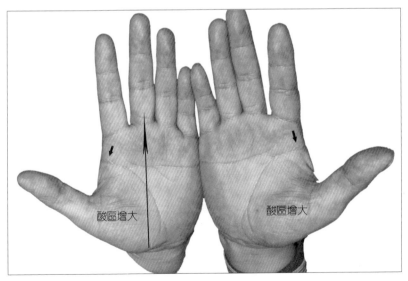

酸區增大　　酸區增大

圖2-1-1

2. 全手掌紅色，五指併攏時指縫下掌面處有脂肪丘凸起明顯，多見高血壓、肥胖者，見圖2–1–2。

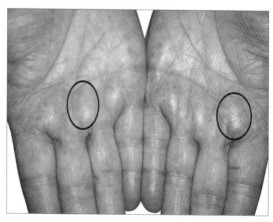

圖2–1–2

3. 十指甲白色月眉（也稱健康圈）大於本指甲的3/5，提示此人有遺傳性高血壓家族史，見圖2–1–3。

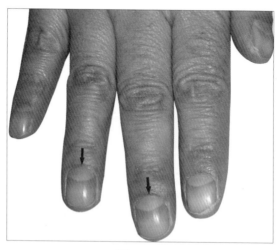

圖2–1–3

4. 50 歲以上的肥胖人，若十指甲白色月眉幾乎全無，提示此人患有高血壓信號，見圖2-1-4。

5. 指甲寬短者，以大拇指最為明顯，提示高血壓信號，見圖2-1-5。

6. 雙手掌乾巴，指甲較厚，乾巴欠色澤；舌苔根厚而膩讓其患者向左右看偏頭45°時，一側頸動脈血管有視跳動。此類患者多見50歲以上瘦型人，臉色往往呈深紫紅色，見圖2-1-6。

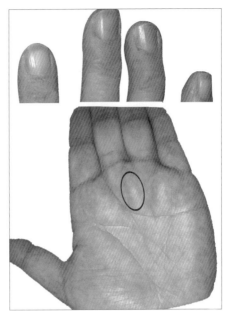

圖2-1-4

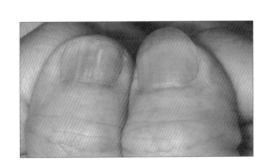

圖2-1-5

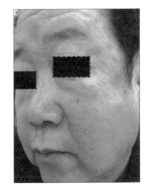

圖2-1-6

【高血壓防治】

1. 高血壓病雖說肥胖人多見，但臨床上瘦人也不少。高血壓病藥物治療固屬必要，但往往疾病變化多端。病久常常影響

心、腦、腎及肝而表現出各種臨床症狀。其實，在合理飲食的同時，適量的體格鍛煉不僅能使高血壓治癒或控制，還能使身體日漸硬朗。如散步，打太極拳。這裡根據作者多年臨床經驗介紹自我「三穴一拍」健身法，此

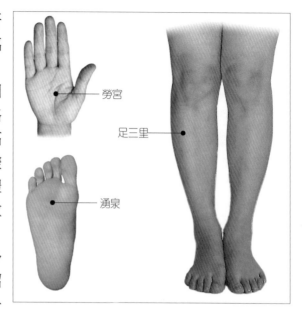

勞宮

足三里

湧泉

圖2-1-7

法對高血壓和低血壓有雙向調節防治作用。

具體方法：用帶刺的橡膠皮質保健錘拍打雙足底湧泉穴，雙膝下足三里穴，雙手掌心勞宮穴（圖2-1-7）。每次拍打每穴至少100次。每日2次。一日拍打一日功，一日偷懶十日空。

須知：進修者得，退步者惰，動搖者潰，堅持者獲，成功者積。

禁忌：每次拍打保健完畢後，在手足發熱時，勿要立即用冷水洗手泡足。

2. **單方**：中藥桑白皮30克，水煎當茶飲。

3. **大柴胡湯**：柴胡9克，黃芩9克，枳實9克，半夏9克，白芍9克，生薑12克，大黃（後下）6克，大棗4枚。水煎服。高血壓用大柴胡湯效果十分理想。體質壯實，若出現煩躁

不安可與三黃湯同用。

4.**半夏白朮天麻湯**：半夏6克，白朮10克，天麻5克，陳皮5克，茯苓5克，甘草5克，生薑3克，大棗12克。水煎服。此方是調整人體機能的重要方劑，尤其是對調整血壓忽高忽低者有效。不但對發作性頭痛，食後思睡之低血壓有效。對腸胃虛弱頭痛，體倦之高血壓也有效。

二、高血脂

1. 手掌肥厚，玉柱線筆直通向中指，提示高血脂信號，見圖2-2-1。

2. 手掌面生有發亮色的小扁平丘疹，見圖2-2-2。

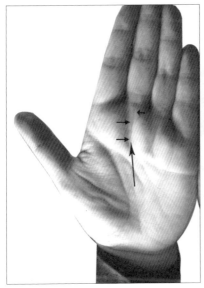

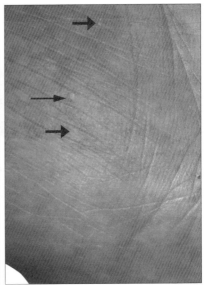

圖2-2-1　　　　　　　　圖2-2-2

3. 肥胖人全手掌色發紅，有淡白色斑點篩滿全掌，見圖2-2-3。

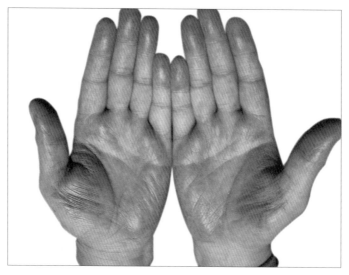

圖2-2-3

【高血脂防治】

1. **民間方**：花生殼不拘多少，水煎煮10～20分鐘，當茶飲。長期服用可降血脂，此方對高血壓也有效。

2. **驗方**：製首烏15克，黃精10克。水煎內服，每日2～3次。

3. 生山楂30克，似茶葉樣用開水泡服。常服有效。

4. 澤瀉30克，水煎煮10～20分鐘，服用藥汁，連服14天。

5. 炒決明子50克，當沏茶葉樣泡服，連服2週。

6. 野菊花30～50克，當沏茶葉樣泡服，連服2週。

三、低血壓

1. 本能線在手掌虎口處起點偏低，使酸區縮小，提示血壓偏低，見圖2-3-1。

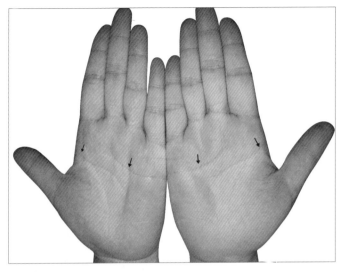

圖2-3-1

2. 太陽線呈「井」字紋，提示血壓偏低，見圖2-3-2。

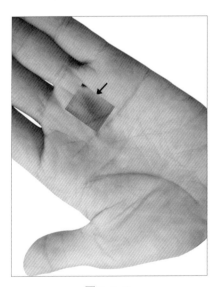

圖2-3-2

3. 十指甲無白色月眉，或白色月眉過小，青年人及瘦人多見，提示血壓偏低，見圖2-3-3。

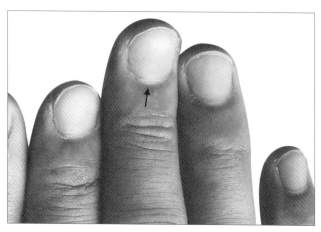

圖2-3-3

註：長期低血壓使血液推動無力，引起腦部供血不足，嚴重者就會使血流減速，會促使血栓形成而導致缺血性腦中風，故不可大意。

【低血壓防治】

1. **食療**：母雞肉500克，黃蓍15克，黨參15克，當歸10克，大棗生薑各適量。燉熟，食肉飲湯。每日1次。

2. **驗方**：黃蓍10克，枸杞子9克，水煎常服。

3. **口服中成藥**：補中益氣丸。

4. 人參50克，浸泡在500毫升白酒內7天，每日2次，每次大約20毫升飲用。此方法適用於氣虛型低血壓者。

四、心肌梗塞傾向

1. 感情線在中指下分明顯大叉，叉紋同主線一樣粗，並且

雙手大拇指第二關節掌面上有明顯的「十」字紋，見圖 2-4-1、圖 2-4-2。應積極防治心肌梗塞發生。其人方庭有明顯的貫橋線，為冠心病先兆。應避免過度勞累、熬夜、緊張、大怒，以防誘發心肌梗塞。因為此病往往在突然間情緒波動或者在較長時間過分緊張情況下，又突然間鬆弛下來最易發作。心肌梗塞發作前患者

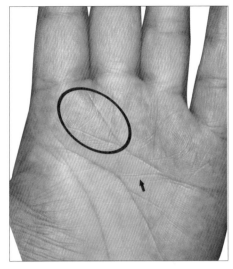

圖 2-4-1

胸前會疼痛一陣，同時胸部有似明顯束帶樣感覺，一般持續 15 分鐘左右。

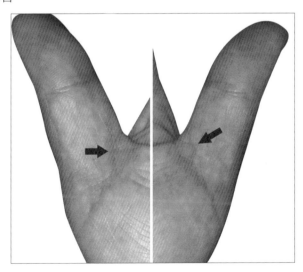

圖 2-4-2

2. 若一個人短時間鼻尖發紅色，應注意休息，勿熬夜勞累，勿大怒。臨床應積極防止心肌梗塞發生，不可大意，見圖2-4-3。

3. 張某，女，40歲。2013年11月25日來門診，其掌紋見圖2-4-4。

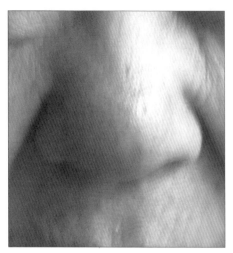

圖2-4-3

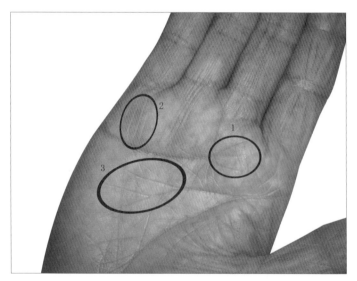

1. 右手生命線明顯一分為三，告訴她說，應防治心肌梗塞發生，她回答說，我最擔心的就是這個病，說她父親、叔父、堂哥都相繼患心肌梗塞去世。2. 小指下坤位有明顯的三條豎掌紋，為下肢易疲勞症。3. 智慧線末端分三叉紋，為生理性頭痛信號，沒等筆者說完，患者說她偏頭痛多年了。

圖2-4-4

4. 某男，48歲，2013年11月24日來門診，其掌紋見圖2-4-5。

5. 為了讓讀者瞭解心臟方面知識，把心臟除去脂肪肌肉的心臟血管標本圖展示出來，介紹心臟支架術知識，見圖2-4-6～圖2-4-9。

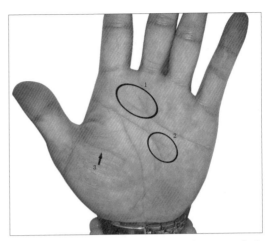

1. 左手感情線在中指下分明顯大叉，叉紋同主線一樣粗，應積極防治心肌梗死發生。2. 智慧線末端分明顯叉紋，為生理性頭痛信號。3. 震位凹槽溝明顯，為慢性胃炎病史。

圖2-4-5

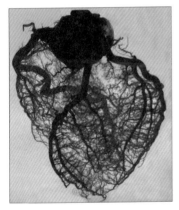

圖2-4-6

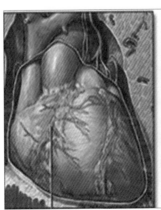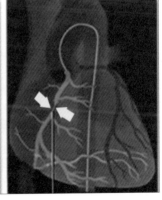

圖2-4-7　顯影劑注入冠狀動脈圖

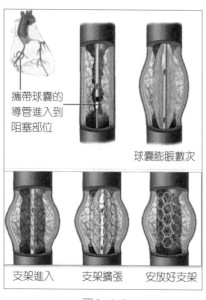

攜帶球囊的
導管進入到
阻塞部位

球囊膨脹數次

支架進入　　支架擴張　　安放好支架

圖2-4-8

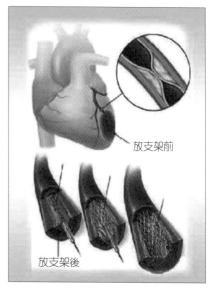

放支架前

放支架後

圖2-4-9

【心肌梗塞防治】

1. 避免情緒過分激動，注意休息，勿過分勞累；勿大量喝酒。

2. **驗方**：黃蓍、黨參、丹參各30克，水煎內服，每日2次。此方適用於急性心肌梗塞，但必須在醫生指導下應用。

3. 當心臟部位發現有異樣不舒服情況時，應用力按壓雙手內關穴。此方法臨床用之有效果，內關取穴見圖2-4-10。

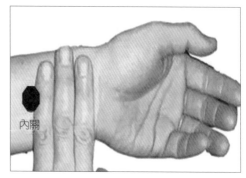

內關

圖2-4-10

五、先天性心臟病

1. 手掌方庭變狹窄，見圖2-5-1，多提示先天性心臟二尖瓣狹窄。方庭為感情線與智慧線（腦線）之空間。

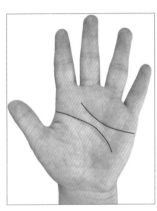

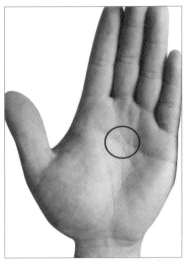

圖2-5-1

2. 兒童雙手掌方庭內有明顯的「十」、「丰」字紋，或方庭狹窄又有貫橋線，提示先天性心臟病信號，見圖2-5-2。先天性心臟病之人，雙腳皮膚常常乾巴粗糙。

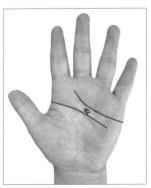

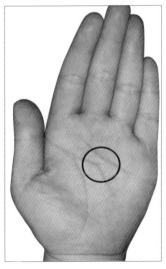

圖2-5-2

3. 兒童手上方庭有「十」字紋符號，或有貫橋線，臨床驗證多為剖宮產，見圖2-5-3。

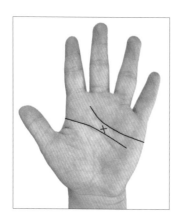 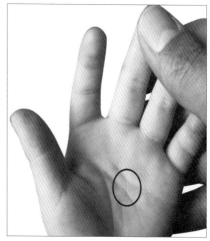

圖2-5-3

4. 若一個人大拇指短小明顯者，提示先天性心臟病信號，見圖2-5-4。

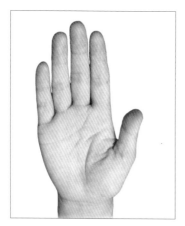 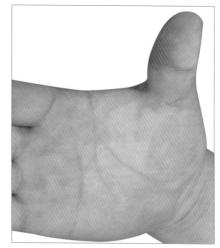

圖2-5-4

【先天性心臟病防治】

1. 儘早查明病因，配合醫生治療。

2. 多食新鮮蔬菜和豆類魚類食品。

3. 不要做重體力活，避免劇烈運動。

六、心律失常

1. 成年人手掌方庭內有明顯的「十」字紋，提示心律失常信號，見圖 2-6-1。

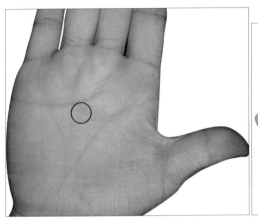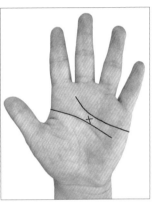

圖 2-6-1

2. 成年人方庭有小方形紋，多提示心動過速，見圖 2- 6- 2。

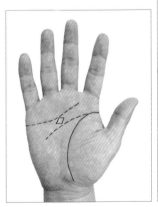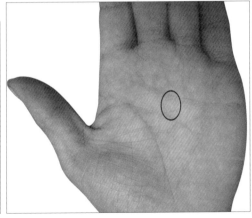

圖 2-6-2

3. 大拇指如圖2-6-3樣「十」字紋符號，提示心律失常先兆。

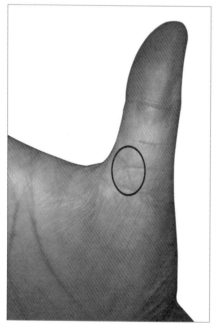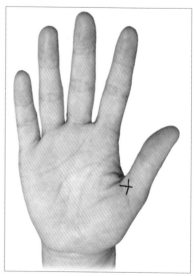

圖2-6-3

【心律失常防治】

心律失常屬中醫「怔忡」、「心悸」等範圍，以心律失常過早搏動最為常見。過緩性心律失常輕證一般沒有明顯症狀或症狀很輕。

1. **中成藥**：血府逐瘀口服液（丸）或中成藥歸脾丸口服，每日2次。

2. **苦參煎劑**：此方適用於心悸脈數者。冠心病防治。

3. **心動過速方**：人參、麥冬、五味子、炙甘草、淮小麥、大棗、磁石。

本方有穩定而持久的強心作用，能調整提高血壓，也治久咳傷肺之氣陰兩傷者。本方加煅龍骨、仙鶴草、益母草，可治崩漏。

功效：養心寧神，定悸。適用於心動過速，心悸怔忡。

4. **炙甘草湯**：炙甘草15克，阿膠10克，麥冬10克，桂枝10克，生薑6克，火麻仁10克，人參6克，大棗12克，生地20克。

功效：益氣補血，滋陰復脈。

主治：心律不整，冠心病，肺結核，風濕性心臟病，甲狀腺功能亢進，神經衰弱屬於氣血雙虧者。

適用疾病：各種心律失常、病態竇房結綜合徵、腫瘤惡液質、肺癌、低血壓、各種出血性疾病、貧血、血小板減少性紫癜、便秘、失眠、口腔潰瘍、老年性皮膚瘙癢、崩漏、閉經、圍絕經期綜合徵、老年性陰道炎、老年人營養不良。

七、冠心病

1. 成年人手掌方庭內有「丰」字紋，提示冠心病信號，見圖2-7-1。

2. 成年人手掌方庭內有貫橋線，見圖2-7-2。

3. 若有心包炎信號時，左手手指常有疼痛症狀。

4. 雙手掌常有麻木、水腫或十指尖常有麻木感。

5. 另外，心臟有病時，左手胳臂會出現酸、麻、痛現象（若肝臟有病，晚上睡覺時小腿容易抽筋。脾胃出現問題時，會出現偏頭痛，兩側太陽穴處痛。腎臟出現問題，說話時聲音就會出不來，有些沙啞）。

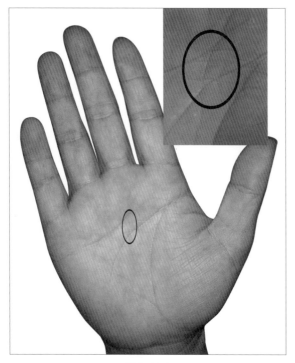

圖2-7-1

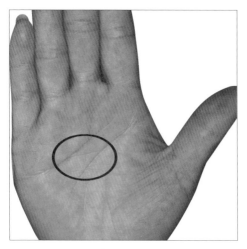

圖2-7-2

心血管疾病的其他早期警號

1. 渾身有氣無力，怕講話。

2. 飯後或喝水太飽後覺得胸骨處有憋脹難受感，或致使人頭冒汗。

3. 上樓時有吃力氣喘胸悶感。

4. 夜裡睡覺平躺難受。

5. 走長路或快步行走時，有心跳加快，氣喘胸悶難受。

6. 正常情況下，胸部時不時心慌，有刺痛感，可持續1～2秒鐘。

7. 遇事激動時心動加速，胸部有不舒服的感覺。

8. 睡醒後起床迅速坐起，胸憋難受一陣子。

9. 勞累時，心區有痛感，左臂部有放射性疼痛。

【冠心病防治】

1. **食療：**山楂10克，荷葉6克，水煎代茶飲。或山楂兩三片，益母草一小撮，茶葉適量，沏茶常飲。

2. **單方：**玉竹30克或桑寄生30克，水煎當茶飲。

3. 蓮子肉去心皮，煮熟，常常服之。

4. 石菖蒲200克研末，每日2～3次，每次3～5克內服。

八、心絞痛

1. 拇指指甲面有一條凸起的黑色縱線紋，提示應防治高血壓和心絞痛，見圖2-8-1。

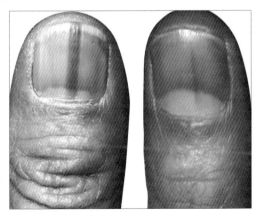

圖2-8-1

2. 生命線上端處，線上有明顯的「米」字紋符號，提示心絞痛信號，見圖2-8-2。

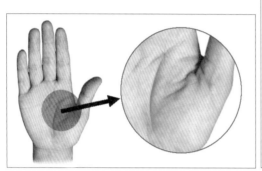
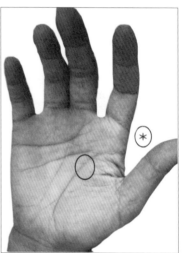

圖2-8-2

【心絞痛防治】

1. **驗方**：丹參9克，綠茶3克，水煎當茶飲。

2. **驗方**：川芎、紅花、丹參、延胡索、赤芍各15克，益母草12克。水煎內服，每日2次。適用於冠心病心絞痛氣滯血瘀型。

3. **中成藥**：血府逐瘀口服液或丸均可。

九、腦血管病

1. 生命線走到全程的1/2處突然消失且末端分小叉紋，若雙手掌均有，臨床意義更大，提示此人有家族遺傳性腦出血信號，見圖2-9-1。建議平時調理飲食結構，不要過度勞累熬夜，應積極防治。

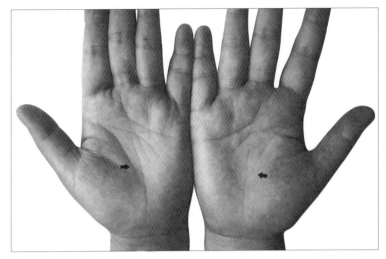

圖2-9-1

2. 木星丘（食指下掌面）高大惹人注目，提示腦出血先兆，見圖2-9-2。筆者臨床驗證，在一些腦血管畸形患者手上最易見到，同時，此類患者伴有陣發性耳鳴現象。

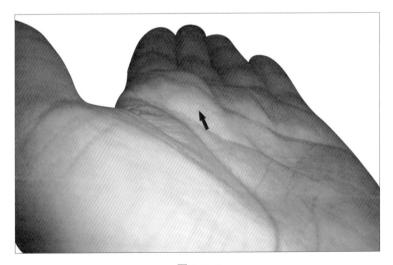

圖2-9-2

3. 本能線走到 1/3 處有明顯的間斷空白距離，臨床驗證，這是腦中風致使半身不遂的最早警號，應高度警惕。筆者在相當多因腦出血致使癱瘓患者手上見到此紋，見圖2-9-3。

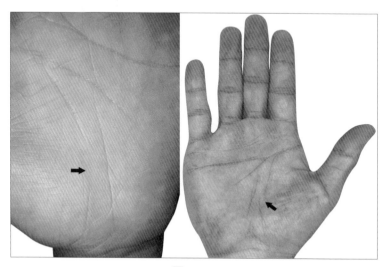

圖2-9-3

4. 短時間出現手指尖或手指發麻無知覺，甚至用水洗臉時對冷熱反應遲鈍。手拿筷子或鋼筆時力不從心，手發抖。

5. 為使讀者更詳細地瞭解腦血管發病知識，特意選擇了實例圖，見圖2-9-4。

腦血管病的其他徵兆

1. 突然間哈欠接連不斷，這往往是腦中風發病10多天前的報警信號。

2. 無名原因發笑，視物發呆。

3. 近期頭痛、嗜睡乏力。

4. 突然出現口角流涎水，舌頭發硬不靈活，有發麻、痛、腫脹等不適。

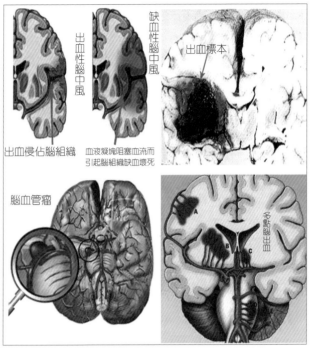

缺血性腦中風
出血性腦中風
出血標本
出血侵佔腦組織　血液凝塊阻塞血流而引起腦組織缺血壞死
腦血管瘤
多點腦出血

圖2-9-4

5. 短時間內耳鳴加重，思維記憶力減退。

6. 站立時有陣發性眩暈欲倒感。

7. 突然間跌倒幾分鐘，一會兒又恢復正常。這是腦梗發病前的最常見臨床症狀，但往往易被醫患輕視延誤到發病才重視。

8. 短時間視物有煩怒感。

9. 一側臉部有時發麻一陣子。

【腦血管病防治】

1. 重視先兆症狀的早期信號觀察，並積極進行有效防治，是預防腦血管病發生的關鍵。《證治匯補·中風》曰：「平人手指麻木，不時眩暈，乃中風先兆，須預防之，宜慎起居，節飲食，遠房幃，調情志。」

2. 活血化瘀是古今廣為流傳的治療中風病的有效方法。有位中年男性患者患腦出血，在恢復期，老覺得頭昏重，不清晰，下雨之前尤為明顯，左側耳周發生嚴重陣麻竄動。先後遵醫囑服西藥尼莫地平片、複合維生素片等均不見效。結果患者自己口服中成藥中華跌打丸當天見效。但10多天後，服藥效果又不明顯了。筆者將這一情況寫信告訴給江西波陽縣中醫院江西省老中醫學術繼承導師朱炳林老師，朱老回信說：「腦血管病與腎有關係。」按這一思路用藥，患者服用中成藥：金雞虎補丸，臨床症狀消失了。連服1個月後左耳周如手指摳樣的發麻竄走感徹底消失。

3. 炒槐花5～9克，當茶樣開水沥服。兩三天一次可預防中風發生。同時此方還對牛皮癬療效好。

4. 南方人可用香蕉花適量泡服，預防中風發生。

5. 2012年8月4日下午，學生唐女士從廣西梧州打長途電話訴說，她母親69歲，患腦出血（蛛網膜）出院後在家昏迷不醒躺著，並說出院時醫生說病人要恢復神志清楚大約要半年多。問筆者中醫有沒有快一點的辦法補救？筆者受《當代經方名家臨床之路》一書中劉方柏主任醫師對《金匱要略》續命湯的臨床應用經驗體會介紹之啟發。劉老師說：「此方推廣應用至多種疾病，每遇四肢突然麻木，迅速癱軟，行動無力，不能轉身，語言含糊，或口不能言，無意識障礙，不知所苦，視聽茫然者，臨床用之皆獲得肯定的療效。」便立即用手機發資訊告訴她**古今錄驗續命湯處方**：麻黃12克，桂枝10克，杏仁12克，人參30克，石膏30克，川芎10克，當歸10克，乾薑10克，甘草10克。水煎服。14劑。1日1劑。

8月10日上午10時20分許，唐女士打長途電話高興地說，給她母親餵湯藥第五天後，就要吃飯了，知道大小便了，能與

人交流說話了。

8月25日晚上8時許，唐女士長途電話說，真沒想到中藥這麼神奇。說她母親現在可以自己上衛生間了。

9月12日中午1時30分許，唐女士長途電話說她母親不但可以自己做飯，還可以自己下五樓上街買菜了。

2013年元月1日下午，筆者上門診時還專門打長途電話隨訪了唐女士，唐女士說她母親病癒後生活同正常人一樣了。

（下面筆者這則治癒病例還發表於2013年2月25日《中國中醫藥報》）2013年1月11日上午8時許，長春市營養師韓先生打電話急切切地訴說，「我昨天晚上同我妻子（30歲）吵了一架，她生氣後渾身直抽搐，不能說話了，四肢冰涼，打了120急救電話，醫生來也沒有查出什麼來，現在只能在家發呆，無力直直躺著，中醫有什麼好辦法呀？」筆者立即發**續命湯**處方：麻黃12克，桂枝10克，杏仁12克，石膏30克，黨參10克，川芎10克，當歸10克，乾薑10克，甘草10克。3劑，水煎服，讓立即服用。

下午3時許，韓先生打來電話說，他妻子服了湯藥後現在能小聲講話了，能自己去衛生間了，只是渾身無力。

晚上20：30分許，韓先生又打電話說，他妻子神志清楚了，只是講話沒有力氣精神差。筆者讓再去藥房抓人參、生黃蓍各30克加入藥中服用。

12日晚上19時整，韓先生妻子禎女士親自打來電話，聲音洪亮高興地笑著告訴筆者，說她身體沒有問題了，只是稍微有點疲倦，其他正常，還說：「您昨天下午同我老公通電話我能聽見，也有回應，只是我沒有力氣，聲音很小，我以後會倍加愛護自己身體。」並對筆者表示感謝時說：「中藥太神奇了！」

17日上午，筆者還專門電話隨訪了禎女士，她說身體康復後已經上班2天了。

筆者最近讀《中日韓經方論壇》一書，書中有廣州黃仕沛主任醫師對古今錄驗續命湯的大量臨床研究，結合本方對腦血管意外的臨床介紹後，筆者對該方又有了新的領悟。

黃老師說：「此方寒溫補散組合，世人多覺此方奇特難明，但臨床上療效又往往立竿見影。」又說：「續命湯乃一首『千古奇方』，用之得當，效如桴鼓。」但由於歷代對「中風」的認識有異，故對續命湯也是毀多於譽，此方也就成了「千古冤案」。

《金匱要略》古今錄驗續命湯原文「治中風痱，身體不能自收，口不能言語，冒昧不知痛處，或拘急不得轉側」。麻黃是本方的關鍵主藥，是大腦的興奮劑，桂枝、甘草能抑制麻黃致心悸的副作用。

現已有經方臨床家把續命湯發揮拓展，治療格林巴利綜合徵、急性脊髓炎、氯化鋇中毒、帕金森等病已收到良好的療效，可見續命湯值得提倡。

十、腦內傷史

1. 兒童或一個人自幼開始，食指、中指、無名指、小指指縫掌面處雙手均有小方形紋符號，提示此人兒時患有腦膜炎等其他腦內受傷史。若成年後出現此紋，常常在顱內出血史者手掌上可以見到，見圖2-10-1。

2. 手掌中指根部位掌面處有瘀血樣青黑色，遇勞累時加重，多為腦內受傷瘀血引起頭痛正在發作，見圖2-10-2。

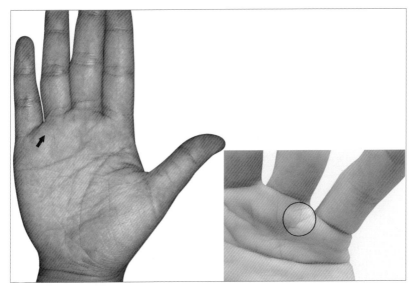

圖2-10-1

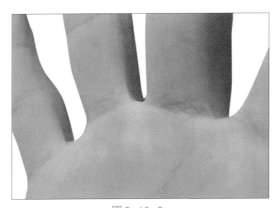

圖2-10-2

【腦內傷史】

1. 若臨床出現頭痛時可口服中成藥：血府逐瘀口服液。

2. 中藥遠志或高良薑適量研末，頭痛發作時，少量塞鼻內嗅之有效。

十一、受傷性頭痛

1. 腦線中斷後又有連接樣，或腦線有中斷之跡，提示受傷性頭痛信號，見圖2-11-1。

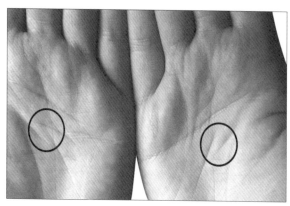

圖2-11-1

2. 腦線上有方形紋或「田」字紋叩住腦線，提示受傷性頭痛信號，見圖2-11-2。

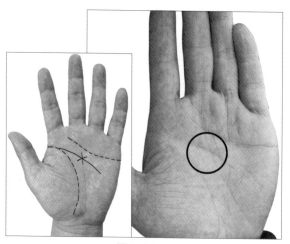

圖2-11-2

【受傷性頭痛】

中醫治療經驗方：川芎30克，當歸10克，延胡索10克，紅花12克，白芷10克，防風6克，白芍12克，甘草10克。水煎內服，每日1劑。早晚分服。

十二、習慣性頭痛

1. 腦線上有明顯的「十」、「米」字紋符號，提示習慣性頭痛信號，見圖2-12-1。

2. 小指甲之人，提示習慣性頭痛信號，見圖2-12-2。標準的指甲大小占本指節的1/2。小於1/2為小指甲，大於1/2為大指甲。

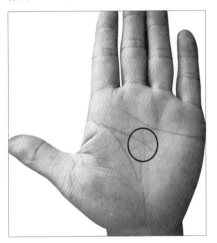

圖2-12-1

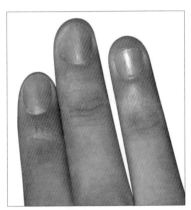

圖2-12-2

3. 智慧線平直，末端開叉，提示習慣性頭痛信號，見圖2-12-3。

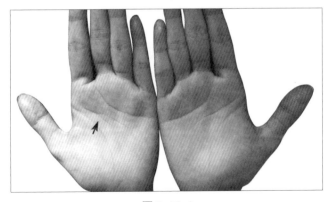

圖2-13-3

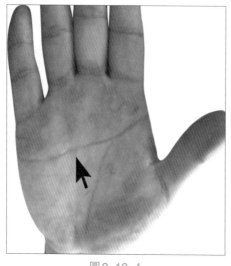

4. 通貫掌之人，提示習慣性頭痛信號，見圖2- 12-4。

圖2-12-4

十三、緊張壓力性頭痛

1. 腦線被干擾線干擾，提示用腦過度引起頭痛，見圖2-13-1。

2. 腦線比其他線色紅，提示頭痛信號。

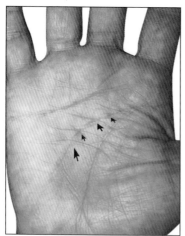

圖2-13-1

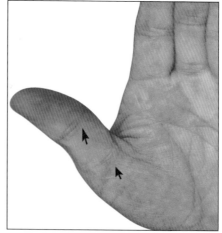

圖2-13-2

3. 大拇指指節面掌紋紫紅色，提示頭痛正在發作，見圖 2-13-2。

4. 中指指掌面根位皮下有青血管浮顯，提示緊張壓力性頭痛，見圖2-13-3。

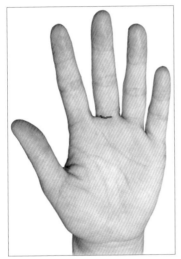
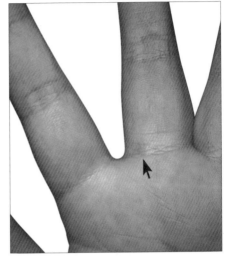

圖2-13-3

5. 大拇指指節背孔子目紋內有明顯的「十」、「米」字紋干擾，提示習慣性頭痛信號，見圖2-13-4。

【緊張性頭痛防治】

1. 放鬆心情，多做室外活動，多參加娛樂活動。

2. 乾全蠍30克，研細末，每日3次，每次3～5克，溫開水沖服，連服10天。適用於緊張性和神經性頭痛。

3. 按摩頭部兩側率穀穴和雙手背中渚穴。

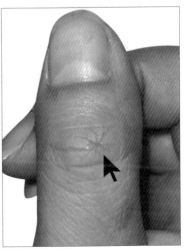

圖2-13-4

4. 中草藥荷葉15克左右，或蒼耳子10克左右或蔓荊子6克左右，水煎當茶樣泡服。

十四、眩　暈

1. 腦線上有大島紋，提示眩暈信號，見圖2-14-1。

2. 腦線短弱，或無腦線，提示眩暈信號，見圖2-14-2（註：臨床發現多患有癲癇病史）。

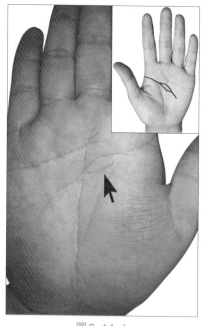

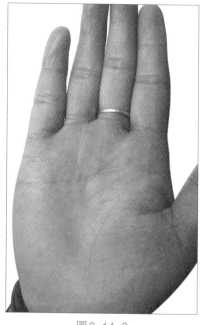

圖2-14-1　　　　　　圖2-14-2

【眩暈防治】

1. 臨床上能夠引起眩暈的原因很多，如高血壓、低血壓、貧血、低血糖、腦動脈硬化、椎基底動脈供血不足、失眠神經衰弱等病均可引起眩暈症狀。但這裡介紹的望手診病主要是根據腦線上的紋路變化來觀察診斷眩暈的。其主要原因是由風、

火、痰、虛、瘀引起清竅失養而頭暈眼花為主症的一類病證。參閱筆者編著《望手診病圖解》一書眩暈中醫治療，應在醫生指導下切中病機有針對性地用藥治療。

2. 天麻50克，老母雞1隻，加水煮熟食之。適用於虛人眩暈。

3. 血虛眩暈，黑木耳不拘多少熬煎加紅糖飲食，常服。

十五、視神經障礙

無名指下感情線上有小眼島紋。無名指下感情線上有倒「8」字紋，多提示高度近視。腦線上中央有一個小眼島紋，太陽線上有小島紋，均提示近視眼，見圖 2-15-1～圖 2-15-4。

【視神經障礙防治】

1. 避免長時間近距離看書看電視。

2. 中成藥：明目地黃丸。

3. 常常口服枸杞子。

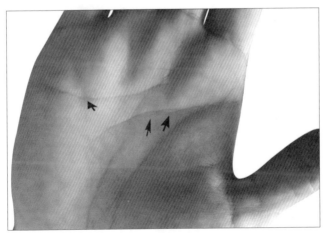

圖 2-15-1

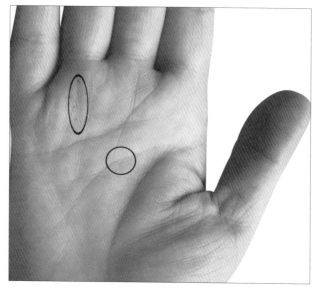

圖 2-15-2

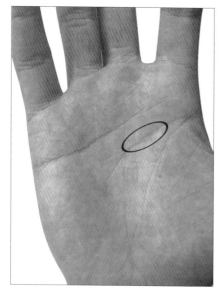

圖 2-15-3

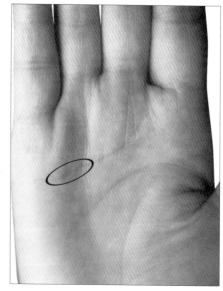

圖 2-15-4

十六、失眠多夢

1. 右手食指下（木星丘）掌面有淺淺的雜亂紋，或此位有明顯的「口」字紋，口字紋內又有「米」字紋，提示煩躁多夢信號，臨床女性多見，見圖2-16-1。

清代醫學家羅美《古今醫方論》一書中說，「膽為中正之官，清淨之腑，喜寧謐而惡煩擾，喜柔和，而惡壅鬱」。

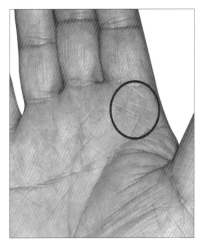

圖2-16-1

膽氣不寧虛弱之人，易患善恐、失眠、多夢等精神情志方面疾患，矮粗胖者多見，臨床從膽論治而獲效。方用溫膽東加減治療，或口服中成藥溫膽丸。

2. 兒童及青少年手掌有明顯的波浪狀放縱線，提示多夢、失眠或長期熬夜所致，見圖2-16-2。

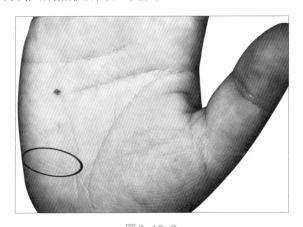

圖2-16-2

【失眠多夢防治】

1. 頑固性失眠，口服中成藥白金丸或血府逐瘀口服液。

2.「胃不和則臥不安」之寐者，口服中成藥保和丸治之。

3. **失眠健忘靈驗方**：五味子10克，茯神15克，合歡花15克，法半夏15克，黃精10克，山楂20克。水煎服。7劑。

4. **頑固性失眠方**：炙僵蠶10克，天竺黃12克，薑黃10克，防己10克，生地黃50克，桂枝10克，炙甘草10克，半夏30克，高粱米30克，夜交藤30克，遠志12克，茯神10克，炒棗仁30g克。水煎服，1日1劑，共4劑。

5. **夏枯草治失眠**：半夏30克，夏枯草15克。水煎熬服。

《醫學秘旨》曰：「陰陽違和，二氣不交，不寐，以半夏、夏枯草各三錢水煎服之。蓋半夏得陰而生，夏枯草得至陽而長，是陰陽配合之妙也。」《本草綱目》曰：「夏枯草治目珠疼至夜則甚者，神效。」

十七、癲　癇

1. 有主線一樣粗而明顯的便秘線，提示患有癲癇信號，見圖2-17-1。臨床發現，此類患者讓做無名指運動時，無名指反應動作遲緩，不靈活。

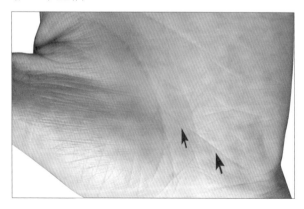

圖2-17-1

2. 無腦線或腦線由細弱的大島紋形成，見圖2-17-2，提示為癲癇病人，以青少年最為多見，且雙耳垂靠內側有占耳垂1/2的凹皺坑。

【癲癇防治】

1. 有此病者，不宜做高空工作或駕駛員等危險性工作。要提高自身修養，克服虛榮心，以防他人無意惡語中傷而誘發癲癇發作。

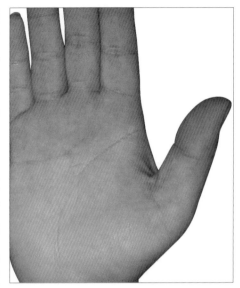

圖2-17-2

2. **中成藥**：大活絡丹（丸）。

3. 癲癇病大發作時，單味石菖蒲50克，水煎熬服有效。

4. 龍膽草15克，小煎熬當茶水樣服有效。

5. 蟬衣適量研末，每日3次溫開水沖服，每次3～6克，30天為一療程，一般服用兩個療程。本方適用於外傷致病性的癲癇病。

十八、耳　鳴

小指下感情線上有小島紋符號，性線下壓，見圖2-18-1。若為橢圓樣橫長島

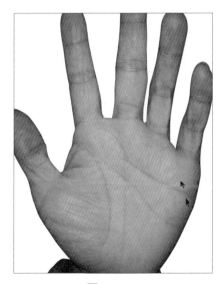

圖2-18-1

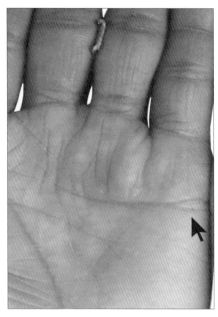

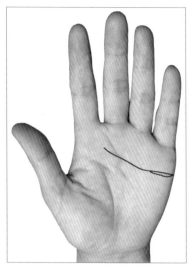

圖 2-18-2

紋，為中耳炎史幼年引起耳鳴，見圖 2-18-2。

【耳鳴防治】

1. **中成藥**：耳聾佐磁丸，六味地黃丸。

2. **單方**：天花粉 50 克，黃酒 250 毫升。熱浸法製取，常常飲用。此方法適應於頑固性耳鳴耳聾者。

3. 枸杞子常服治虛型耳鳴，也對老花眼有明顯效果。

十九、甲狀腺功能亢進

1. 大拇指第二指節掌面鼓起，有壓痛感，提示甲狀腺功能亢進信號，見圖 2-19-1。

2. 過敏線中央有小島紋，提示甲狀腺功能亢進信號，見圖 2-19-2。

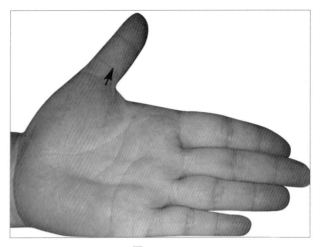

圖2-19-1

【甲狀腺功能亢進防治】

此病一般以中青年女性多見，男女比例為 1：6～1：4。本病多數起病緩慢，病性呈漸進發展，常因精神刺激、創傷及受感染等誘發或者加重。

1. **食療**：鯽魚 500 克，豆腐適量，加水小火燉後調佐料服用。每日 1 次，一般連服10～15天。

2. **中成藥**：歸芍地黃丸。每日 3 次，每次 6 克。

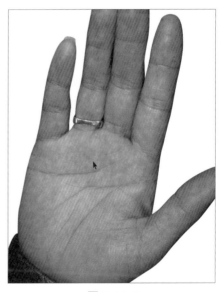

圖2-19-2

3.《傷寒論》小柴胡湯或中成藥小柴胡顆粒沖劑，對甲狀腺功能亢進、甲狀腺功能減退、甲狀腺炎均有明顯療效。

二十、頸椎增生

1. 無名指下方庭處，從腦線上生出一條走向小指根方向的支線，提示頸椎增生信號，見圖2-20-1。

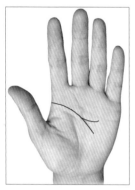

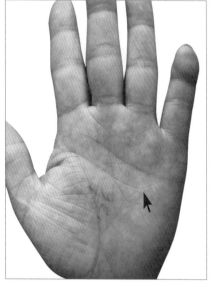

圖2-20-1

2. 用鋼筆桿在患者手背中指掌骨向手腕方向輕刮推，若靠手指方向出現有小石子樣不平感，提示頸椎增生，方法見圖2-20-2。

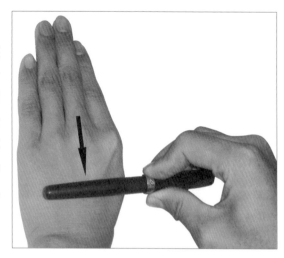

圖2-20-2

3. 用力握拳時，醫者用大拇指指尖壓患者拳背無名指和中指高凸之間凹溝處，有筋樣彈力，頸椎嚴重者壓時有向臂肩部放射發麻痛感，見圖2-20-3。

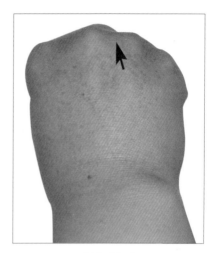

圖2-20-3

另外，醫界有：「病從頸生，治病從頸，頸為百病之源。」

第1頸椎引起病症：頭痛、失眠、面癱、偏頭痛、高血壓、慢性疲勞等。

第2頸椎引起病症：眩暈、斜視、耳聾、心動過速、排尿異常等。

第3頸椎引起病症：三叉神經痛、牙痛、痤瘡粉刺、咽喉異物感等。

第4頸椎引起病症：打嗝、花粉熱、流鼻涕等。

第5頸椎引起病症：過敏性鼻炎、咽喉炎、聲音嘶啞、神經衰弱等。

第6頸椎引起病症：心律失常、上肢疼痛、低血壓、慢性咳嗽等。

第7頸椎引起病症：滑膜炎、怕冷、上肢尺側麻痛等。

【頸椎增生防治】

1. 堅持每日做治療頸椎保健操。或放風箏每日1～2小時左右。

2. **中藥治療**：處方：防風10克，葛根12克，羌活12克，赤芍15克，紅花9克，薑黃10克，威靈仙9克，當歸15克，生

甘草6克，水煎服。每日1劑。早晚分服。

3. **葛根湯**（《傷寒論》）治療頸椎病。

處方：葛根30克，麻黃10克，桂枝10克，白芍10克，生甘草5克，生薑15克，大棗20克。水煎服。

適用疾病：感冒、頸椎、落枕、肩周炎、腰椎間盤突出、急性腰扭傷、慢性腰肌勞損。

原文曰：「凡項背強幾幾」是指頭項，腰背一直到骶部，凡後背部的拘急感、疼痛感、倦怠感，都視為「背強幾幾」。葛根湯證要求患者體質虎背熊腰，背特別厚實。

二十一、慢性咽炎（癌）

1. 食、中二指指縫掌面處有魚刺樣紋路，提示慢性咽炎信號，見圖2–21–1。

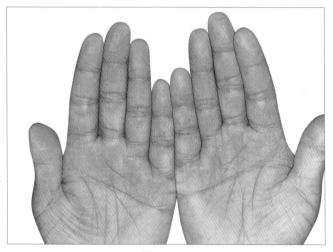

圖2–21–1

2. 感情線末端分叉，叉紋又被小方形紋叩住，提示慢性咽炎信號，見圖2–21–2。

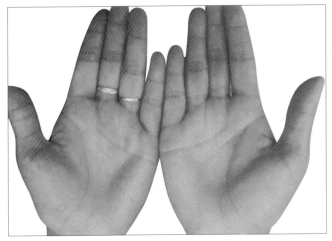

圖2-21-2

3. 若感情線末端紋路如主線一樣粗而明顯，指甲甲面無光澤而如枯木樣乾巴，為喉部惡變病信號。

【咽炎防治】

1. 筆者在臨床上常常見到有不少患者咽炎發作時，泡中藥膨大海當茶飲。膨大海功能清宣肺氣，清腸通便，利咽開音。臨床效果可靠，但多服或久服會產生眾多不良反應，如皮膚過敏、頭暈、心慌、血壓下降等。

2. 咽炎發作時，用合歡花泡水服。

3. 金銀花30克水煎熬服，對咽炎發作時有效。

二十二、鼻炎（癌）

1. 食、中指指縫掌面處有方形紋符號出現，提示慢性鼻炎，見圖2-22-1。若此處方形紋如主線一樣粗而明顯，應積極防治鼻癌病發生。

2. 圖2-22-2提示：1為鼻炎信號，2為智慧線上有特大島

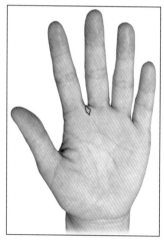
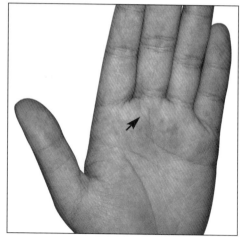

圖 2-22-1

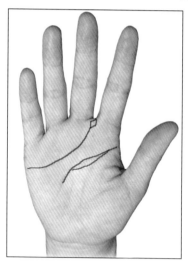
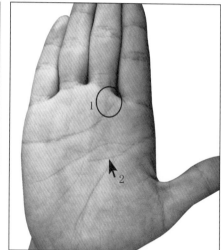

圖 2-22-2

紋，提示隨著年齡的增長，要防止眩暈發生。

【鼻炎防治】

1. **葛根湯**：葛根 30 克，麻黃 10 克，桂枝 10 克，白芍 10 克，生甘草 5 克，生薑 15 克，大棗 20 克，選加辛夷、川芎、蒼

耳子、白芷。水煎服。**主治**：鼻竇炎、肥厚性鼻炎、慢性單純性鼻炎、過敏性鼻炎、萎縮性鼻炎、乾燥性鼻炎。

2. **桂枝湯與過敏煎加減治療**：兩方合用，不但能治療過敏性鼻炎，而且對哮喘、皮膚過敏性疾患等均有良好的臨床效果。**桂枝湯**《傷寒論》：桂枝9克，白芍9克，生薑9克，炙甘草5克，大棗4枚。**過敏煎**（祝諶予）：防風10克，銀柴胡10克，烏梅10克，五味子10克。

此臨床經驗是筆者2005年3月20日在昆明講授手診時，去拜訪雲南名老中醫來春茂診所時，其子女來聖吉、來聖祥、來聖敏三位醫師分別對筆者講解治療過敏性鼻炎等病之經驗談。

二十三、糖尿病

1. 有一條明顯的筆直放縱線，應積極定期檢查血糖，調配飲食結構，以防糖尿病之發生，見圖2-23-1。

2. 有兩三條明顯的放縱線，提示糖尿病信號，見圖2-23-2。

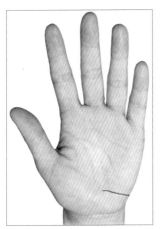
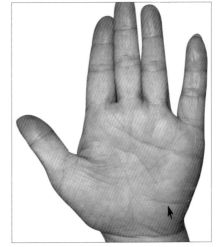

圖2-23-1

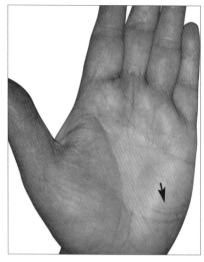 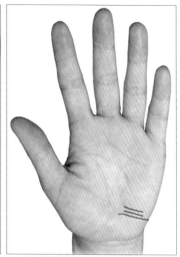

圖2-23-2

3. 十指甲均呈凹翹勺狀指甲者，為長期糖尿病所致。

4. 體胖者雙手掌呈紅色，以十指腹肚發紅更為明顯者。

【糖尿病防治】

1. 生山藥100～150克，切片熬水常服有效。

2. **驗方**：蠶繭殼煎湯常服有效。

3. 淡豆豉煮水常服有效。

4. 菟絲子30～50克水煎煮，常服有效。

5. **仙鶴草治療糖尿病方**《來春茂醫鏡》：

處方：仙鶴草100克，功勞葉、麥冬、天花粉各15克，黃蓍30克，生地、知母、淫羊藿各12克。水煎服。鞏固療效時用仙鶴草、黃蓍等量，水煎當茶飲。

6.《傷寒論》**白虎湯**：石膏30～80克，知母18～30克，甘草6～10克，粳米30～40克（山藥30克可代粳米）。

功能：清熱生津，除煩止渴。加蒼朮30克，用於治療糖尿病。**藥理研究**：蒼朮、知母均有降糖作用。

二十四、內分泌失調

　　雙手掌柔軟，發紅色且掌面有篩滿紅白斑點，或十指甲呈微微彎曲狀形態，提示內分泌失調，見圖2-24-1。

　　【內分泌失調防治】

　　加強營養，合理調配飲食。

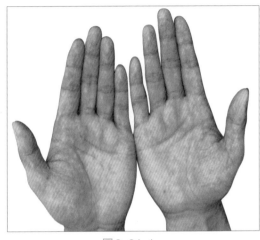

圖2-24-1

二十五、肺氣腫

　　1. 感情線末端分叉，叉紋又被眾條細干擾線干擾，見圖2-25-1。中指下掌面有一條較深的縱紋，提示肺氣腫比較嚴重，見圖2-25-2。

　　2. 手壓十指腹肚時無彈力，以大拇指最為明顯，提示肺氣腫。

　　【肺氣腫防治】

　　中藥治療：中成藥麻杏石甘丸（湯）、麥味地黃丸、小青龍糖漿、橘紅丸。

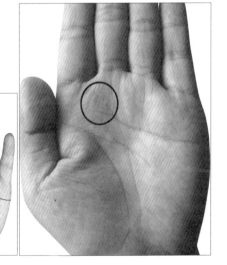

圖2-25-1

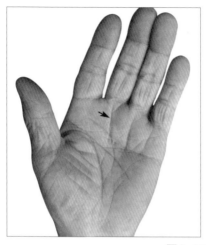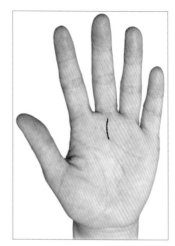

圖 2-25-2

二十六、氣管炎

1. 感情線紊亂，提示自幼年呼吸道功能差，易患氣管炎，見圖 2-26-1。

2. 感情線末端干擾線多，提示氣管炎，圖 2-26-2。

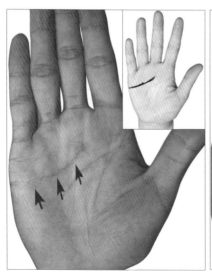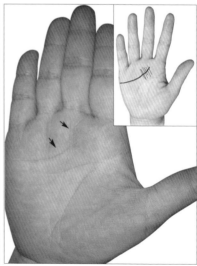

圖 2-26-1   圖 2-26-2

3. 先天性大指甲之人，呼吸道功能差，易患氣管炎，見圖2-26-3。

4. 食指第二節變細，呈蜂腰狀者，為長期氣管炎，見圖2-26-4。

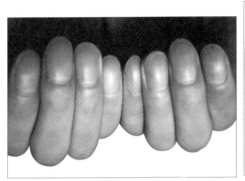
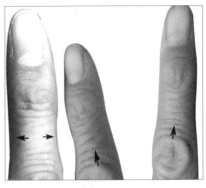

圖2-26-3　　　　　　　　　圖2-26-4

5. 太陽線呈「丰」字樣，提示氣管炎，見圖2-26-5。

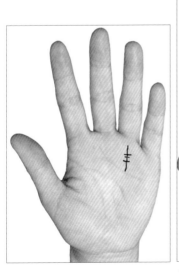
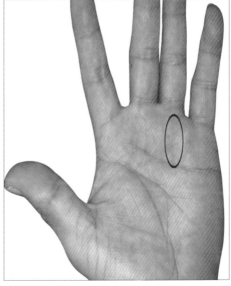

圖2-26-5

【氣管炎防治】

1. **單方**：治療慢性氣管炎，全蠍一條用紗布包住，水煎當茶常飲。最好是雄蠍。窄長形者為雄，寬短圓形者為雌。或蜜炙百部30克，水煎當茶飲。

2. 感冒引起喉嚨部位發癢咳嗽者，口服西藥利菌沙，效果理想。

3. **止嗽散**（《醫學心悟》）：

處方：陳皮9克，甘草3克，桔梗6克，百部6克，紫菀9克，荊芥6克，白前6克。水煎熬服（外感暴咳用生紫菀，肺虛久咳用蜜炙紫菀）。

功效：疏表宣肺，止咳化痰（此方治外感咳嗽有殊效，是啟門逐寇法）。

【臨床加減運用】

1. 風寒咳嗽加：生薑，蘇葉，防風。

2. 風熱咳嗽加：連翹，桑白皮，蘆根，瓜蔞皮。

3. 風燥咳嗽加：桑葉，沙參，天冬，麥冬。

4. 暑濕犯肺之咳嗽加：藿香，佩蘭，香薷，西瓜霜。

5. 痰濕中阻之咳嗽加：半夏，茯苓，冬瓜仁，蘇子。

6. 朱良春：對慢支咳嗽，久久不癒，痰涎稀薄，舌質不紅者，加：松油節20～30g於辨證方中，有增強寧嗽止咳之功。

7. 鄒學喜治咳嗽必用枇杷葉，矮茶風。

（1）陰虛咳嗽選用沙參麥冬東加二藥。

（2）痰濕咳嗽選用二陳湯或三子養親東加二藥。

（3）風寒咳嗽選用麻黃東加二藥。

8. 張錫純說，牛蒡子與山藥並用，最善止嗽，既治外感咳嗽，也治內傷咳嗽。

9. 艾葉治喘，五加皮治心悸。

10. 凡咳嗽之人，遇寒冷就發作，怕冷，尤其是腰背怕冷，需在止咳方劑中加入製川烏等溫性藥。溫陽驅寒方可化去寒痰病咳喘癒。

11. 凡治反覆咳嗽與過敏有關係引起咳嗽者，辨證方中加入「白鮮皮10克」效佳。

12. 辨證方中加入「花椒」，治療咳喘效果理想。

13. 止嗽散加生龍骨、生牡蠣各20克，治療外感咳嗽兩劑止咳，效佳。

聶惠民認為，牡蠣雖味澀卻不斂邪，治外感不留邪，外感咳嗽的病部位主要在肺咽。外邪襲表，肺失宣降，可以致咳，咽乃肺胃之門戶，又為三陰所過，外邪侵襲，致其紅腫，或痛或癢，也是致咳原因。所以，聶氏臨床治療外感咳嗽，常常加入牡蠣。

14. 陳修園曰：「龍骨同牡蠣同用，為治療痰之神品。」

15. 夜間及黎明時之咳嗽，為平臥則痰涎易上泛，咳嗽逆作，用生龍骨、生牡蠣各15～20克在方內，效果十分理想，睡眠也佳。

二十七、肺心病

1. 手掌方庭內有「丰」字紋，過敏線下垂外擴交切於感情線，提示肺心病信號，見圖2-27-1。

2. 雙中指下有較深的縱線紋，方庭狹窄並有貫橋

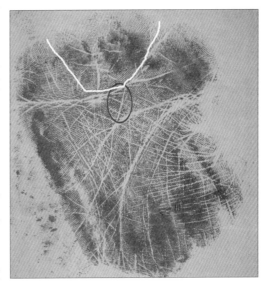

圖2-27-1

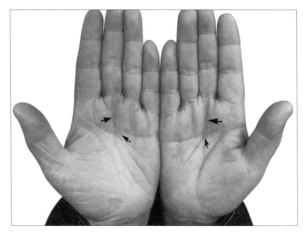

圖 2-27-2

線，提示肺心病信號，見圖 2-27-2。

3. 肺心病臨床症狀長期乾咳，咳時兼有心慌。

【肺心病防治】

1. 急性期應送往醫院控制呼吸道感染。中醫中藥治療思路：以補益氣血、活血化瘀來提高患者自身抗病能力，以達到改善肺循環。可用中藥黃耆、當歸、黨參、麥冬、丹參、紅花等加減來治療。

2. **中成藥**：耆棗沖劑，每日 1～2 次內服。

二十八、肺結核

生命線中央有大島紋或狹長較大島紋，提示預防遺傳性肺結核發生，見圖 2-28-1。

【肺結核防治】

1. **食療**：豬肺 1 具洗淨，百合 60 克，燉湯後加大蒜末適量常飲食。

2. **單方**：玉米鬚 100 克，水煎後加冰糖當茶常服。

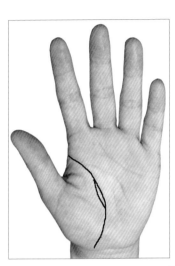
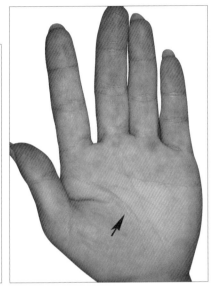

圖 2-28-1

二十九、肺　癌

1. 感情線有與主線一樣明顯的干擾線，並出現有雪梨線傾向，兌位有島紋符號，或出現有變異線，提示肺癌信號，見圖 2-29-1。

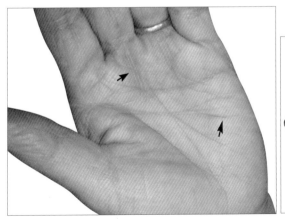
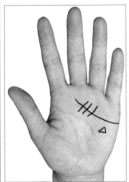

圖 2-29-1

2. 久咳不癒時，手掌紋路出現黑色，全身皮膚有紫色斑塊，四肢有無名原因疼痛感覺，提示肺癌信號。

3. 若發笑時，突然引發咳嗽一陣子，為肺癌先兆。

【肺癌防治】

1. **食療**：粳米100克，大棗30克，加水在鍋內小火熬成稀粥，再加入蜂蜜兩三勺，中藥白及研末12克，三七研末6克拌勻，每日早晚空腹食用。

2. 枇杷果常食，對肺癌有效果。

三十、乳腺增生

1. 無名指下方庭內有斜樣島紋相切感情線和智慧線，提示乳腺增生信號，見圖2-30-1，女，45歲。

2. 凡食指指紋呈大弓形紋，提示應積極防止乳腺增生的發生，提示乳腺增生信號，見圖2-30-2，女，40歲。

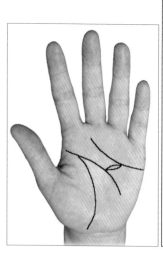
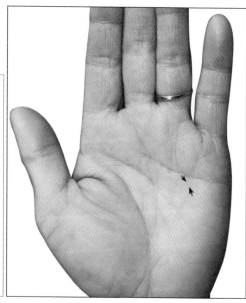

圖2-30-1

【乳腺增生防治】

1. 保持樂觀的心態，遇事勿動怒是預防乳腺增生的有效方法之一。

2. **陽和湯**（《**外科證治全生集**》）**處方**：生甘草6克，麻黃5克，白芥子6克，炮薑5克，鹿角膠10克，肉桂5克，熟地30克。

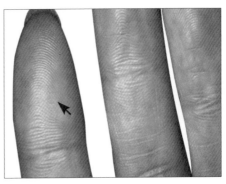

圖2-30-2

本方加減治療乳腺增生效果好，加減：夏枯草、三棱、莪朮、香附、黃蓍。若痛減，腫不退，加三棱、莪朮。

三十一、乳腺癌

1. 雙手生命線末端均有島紋，智慧線延長成雪梨線，且雪梨線末端有島紋，提示應預防乳腺癌，見圖2-31-1。

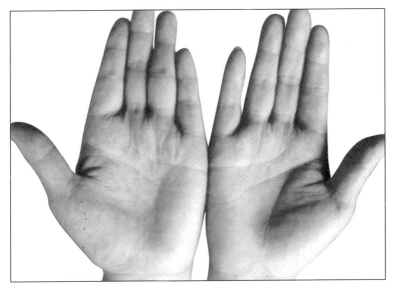

圖2-31-1

2. 乳腺增生島紋下邊延長線穿智慧線和生命線，直搗入大拇指掌面內，見圖2–31–2，或兼有非健康線變粗，並出現雪梨線。

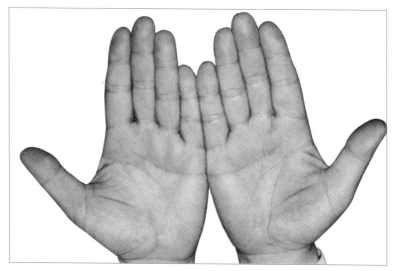

圖2–31–2

【乳腺癌防治】

1. 到醫院確診為乳腺癌後，在用藥治療期間，一定要遵古人「安穀則昌，絕穀則危」之原則。不論是放療化療及手術藥物治療，患者胃氣均會受到影響。如果不顧胃氣，就會不利於治療。只有脾氣健運，胃氣才能使藥物敷布效力，才能發揮應有的作用。這一點醫患往往忽視。乳腺癌是完全可以預防和早期發現防治的，然而，生活中人們往往不注重預防，而只知道患病後才全力以赴地用生命去換生命、換健康。

2. **驗方**：秋樹根白皮30～50克，煮雞蛋，飲水吃雞蛋有效。

3. 鮮奇異果常食用，有效。

三十二、習慣性腋下淋巴結炎（結核）

1. 無名指下智慧線上方庭內有雙條平行支線上行於小指方向的掌紋，提示習慣性腋下淋巴結炎信號，見圖2-32-1。

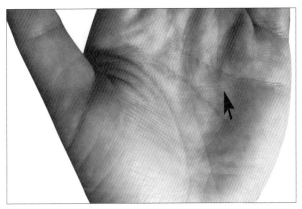

圖2-32-1

2. 無名指下方庭內，有雙層如乳腺增生樣葉狀島紋，提示習慣性腋下淋巴結炎信號，見圖2-32-2。

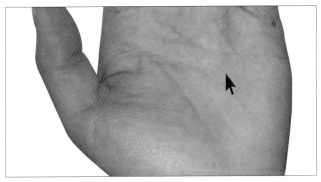

圖2-32-2

【習慣性淋巴結炎防治】
中成藥：①清熱消炎片。②白降丹外用。

三十三、膽囊疾病

1. 右手掌食指下掌面有明顯的「十」字紋符號，提示膽囊炎、膽囊毛糙等疾患，見圖2–33–1。

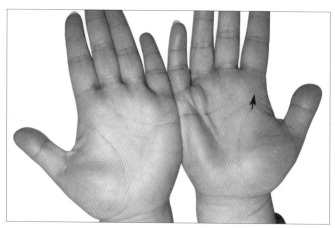

圖2–33–1

2. 右手掌食指下掌面處有明顯的「井」、「米」字紋，多提示膽結石或膽囊切除，見圖2–33–2。

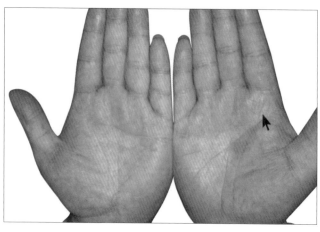

圖2–33–2

　　3. 右手掌食指下掌面處皮變厚，且光亮，或有凹陷，或雙手背有數朵褐色斑塊，均提示膽囊結石手術史，見圖2-33-3。

　　4. 無名指變細瘦弱，見圖2-33-4。或手背各關節處皮膚顏色為青黑色，提示慢性膽囊疾患，見圖2-33-5。

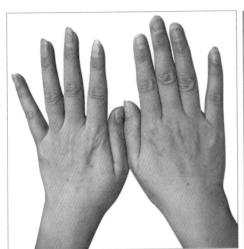

圖2-33-3

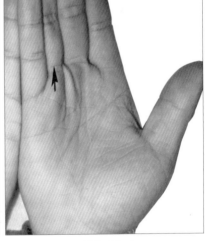

圖2-33-4

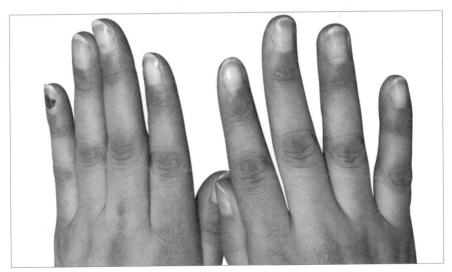

圖2-33-5

5. 右手掌食指下掌面處有小凹坑，見圖2-33-6，或小凹坑內皮下又有小紅點，提示膽結石信號，見圖2-33-7。

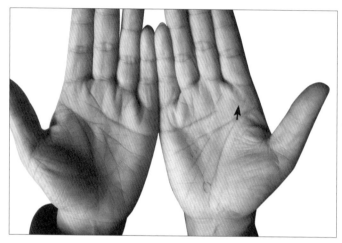

圖2-33-6

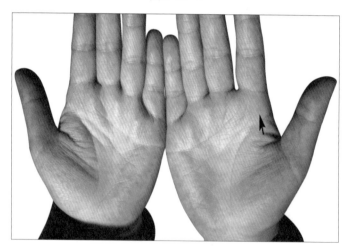

圖2-33-7

【膽囊疾病防治】

1. 保證每天吃早餐。

2. 中成藥消炎利膽片。

3. **食療**：每日保持食黑木耳10克左右，黑木耳有磨消石作用。同時，本品可防治腦血管疾病和冠心病，還可清理消化道。或用粳米適量，蘿蔔子30克，熬成稀飯常服，能治療慢性膽囊炎。

4. 威靈仙50克，水煎熬服。每日1劑。

5. **大柴胡湯**（《金匱要略》）：

處方：柴胡9克，黃芩9克，枳實9克，半夏9，白芍9克，生薑12克，大黃（後下）6克，大棗4枚。水煎熬服。每日1劑。

此方加減現多用於治療急腹症，如胰腺炎、膽囊炎、膽囊結石、膽道蛔蟲等。

鄧鐵濤說：此方是古方，1000多年了，治療急性胰腺炎療效顯著，說明此方是世界上最好、最新的方子。黃煌教授說：大柴胡湯治療反流性胃炎、反流性食道炎、膽汁及胃液反流，百發百中。此方是天然的「胃動力劑」，比嗎丁啉好，能利膽消炎，是治療食積、宿食良方。膽囊炎發作疼痛時用大柴胡湯效果更好，不痛不用。

三十四、脂肪肝

雙手掌肥厚色稍發紅，五指併攏時生命線和腦線之夾角掌面處脂肪鼓起者。脂肪肝肥胖人多見，見圖2-34-1。此病目前全世界均無理想藥物治療，用藥只是以進攻疏散為醫理。忌口，合理飲食是預防脂肪肝上策之關鍵。脂肪肝俗稱「富貴病」，是一種肝臟代謝障礙性疾病。如果脂肪含量超過肝重的5%，即為脂肪肝。目前在健康體檢中脂肪肝的檢出率最高，平均占受檢人群的60%，在肥胖及白領人群中占90%，脂肪肝

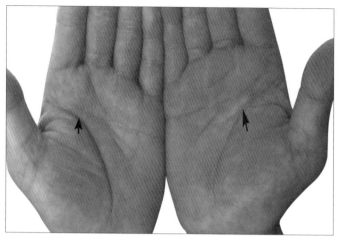

圖2-34-1

有發展為肝癌、肝硬化之傾向。所以，世界衛生組織提醒：警惕預防脂肪肝。

【脂肪肝防治】

1. 適量運動。調配飲食。

2. 生山楂水煎煮當茶常飲。

3. 常沏龍井茶飲。

4. **中成藥**：當歸片。

5. 減肥並對脂肪肝有效的**非藥物療法**：取關元、神闕、中脘、雙側足三里，採用拔火罐方法留罐20分鐘左右，每日1次，一般20次為1療程，每個療程中間停3天（此方為景德鎮珠山區國際華城瀟公館侯瀟怡中醫康復理療師，2014年3月初來西安跟隨筆者上門診學習手診面診時，所提供的經驗方）。

三十五、肝損傷

1. 有明顯的肝分線，提示肝損傷信號。女，47歲，見圖2-35-1。

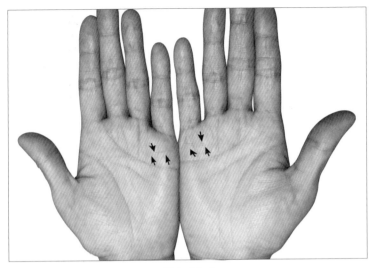

圖2-35-1

2. 肝分線上形成島紋，多提示暴飲酒或因內服藥物所致而傷肝，男，45歲，見圖2-35-2。

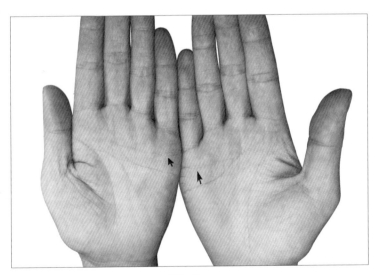

圖2-35-2

3. 肝分線延長成變異線，提示肝損傷信號。男，50歲，見圖2-35-3。

【肝損傷防治】

1. 禁止飲酒。

2. 飲食清淡。

3. 多食含維生素C、維生素B的食物。

4. **中成藥**：補中益氣丸。

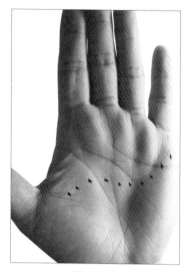

圖2-35-3

三十六、肝臟惡變病先兆

1. 生命線走到全程一半突然消失，見圖2-36-1，提示此人家族（上輩人）有肝硬化病史。遇事勿大怒，終生禁酒是預防之大要。

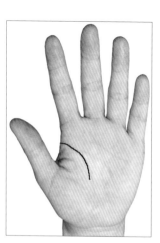

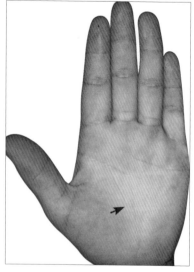

圖2-36-1

2. 有明顯的肝分線，見圖2-36-2。十指背並有靜脈血管豎形浮露，為患慢性B型肝炎所致，應積極防治肝惡變病之發生，見圖2-36-3。

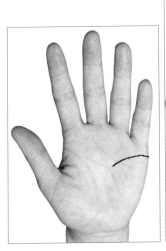
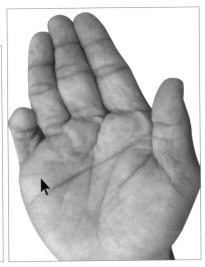

圖2-36-2

【肝臟惡變病防治】

1. 有肝硬化家族史的人，應養成良好的飲食習慣，終生忌菸酒，遇事勿大怒。

2. 宜食增強機體免疫功能和軟堅散結利水的食物，如蜂蜜、山楂、刀豆、蘑菇、桑葚子、鯉魚、冬瓜、赤小豆等。

3. 定期去醫院檢查身體進行預防。

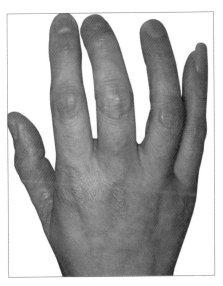

圖2-36-3

三十七、肝囊腫

1. 無論左右手，非健康線上有光滑的小島紋，提示有肝囊腫信號，男，35歲，見圖2-37-1。

2. 女，44歲，見圖2-37-2。

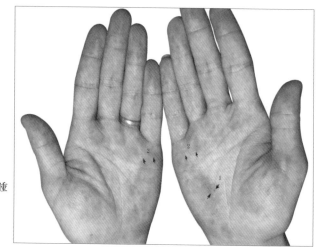

1. 非肝囊腫
2. 肝損傷

圖2-37-1

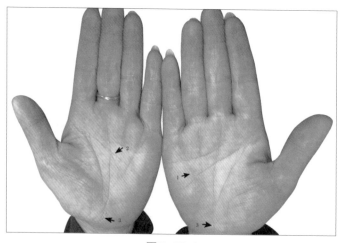

1. 非健康線上有光滑的小島紋，提示肝囊腫。

2. 左手智慧線分叉一分為二，提示易頭痛。

3. 雙手地丘均有豎形小島紋，為痔瘡信號。

圖2-37-2

【肝囊腫防治】

1. 肝囊腫是肝臟常見的良性疾病，分為非寄生蟲性肝囊腫和寄生蟲性肝囊腫。有學者將先天性肝囊腫稱為真性囊腫，其他囊腫稱為假性囊腫。此病可臨床發現於任何年齡，以20～50歲人最易多見。右葉者囊腫約為左葉的兩倍，女性多於男性，比例約4：1。先天性肝囊腫生長緩慢，小者無任何症狀，當囊腫長到一定程度時，因它壓迫鄰近臟器出現飯後飽脹、噁心、嘔吐、右上腹不適或有隱痛。超音波檢查簡單可靠，一般 CT可以發現1～2公分直徑的小囊腫。筆者手診臨床發現詢問時，有不少人回答說他（她）父母、兄弟、姐妹也先後患有肝囊腫，可見，肝囊腫有遺傳傾向。

2. 平時注意保肝。

3. 中成藥：桂枝茯苓丸，大黃蟅蟲丸。

三十八、食管癌先兆

1. 中指下有明顯的方形紋符號叩住感情線，多提示此人有家族性食管癌病史，應積極防治，見圖2-38-1。

2. 今年3月初，海南三亞市反射療法師黃堯先生來西安藻露堂中醫醫院跟隨我門診臨床學習手面診時，有位49歲男性患者，右手出現較大方框紋叩在無名指同中指縫下感情線上。問位置

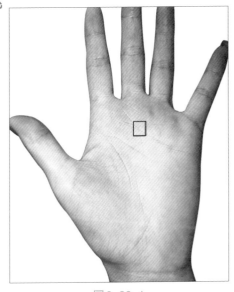

圖2-38-1

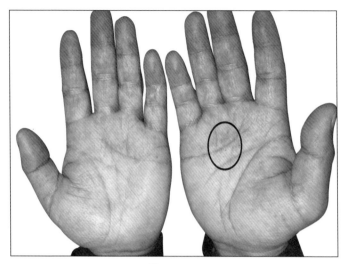

圖2-38-2

變化方框較大代表什麼？回答：提示幼年肺病引起有鈣化斑點史，見圖2-38-2。

【食管癌先兆防治】

此病多見於40歲以上的男性患者。臨床上食管癌與遺傳有關，與飲酒，喜吃烈性熱酒，喜食酸醃菜等有關。醫學家葛洪說，「熱的食物傷骨，冷的食物傷肺，熱不要熱得燙嘴唇，冷不要冷得冰牙齒」。故，預防大於治療。

建議有食管癌家族史的患者，平時不宜食太燙或太硬太冷的食物。若患有此病，飲食宜以顧護脾胃，加強營養，多食健脾、理氣、散結之功能的食物，如白鵝血、白鴨血、陳皮、山藥、扁豆等。另外，核桃樹枝或桃樹枝或青核桃煮雞蛋常服有效。柿餅常常細嚼含化，常服有效。

三十九、胃下垂

1. 玉柱線頂端有豎形島紋做終結，提示胃下垂，女33歲，

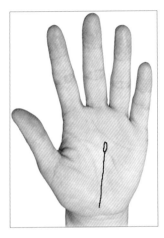

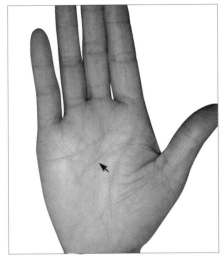

圖2-39-1

見圖2-39-1。

2. 長方形手型者，易患胃下垂。女，27歲，見圖2-39-2。

【**胃下垂防治**】

1. 加強營養，增加體重強體。勿飯後做體力勞動或做跳躍運動。

2. **中藥治療**：補中益氣湯（《*脾胃論*》）。

處方：黃蓍30克，黨參18克，白朮12克，

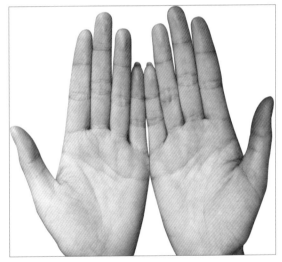

圖2-39-2

升麻15克，當歸10克，柴胡9克，陳皮9克，炙甘草6克。水煎內服。每日2次，早晚分服。

3. 石榴皮250克，升麻60克，以上研末混合，入布袋內外

敷肚臍處。每日再用加熱袋外貼加熱半小時以上，每日3次。
此方法有收斂提升之功效。

四十、十二指腸球部潰瘍

手掌虎口近掌面震位有「井」「田」字紋，多提示胃潰瘍
及十二指腸球部潰瘍，見圖2-40-1。

【十二指腸球部潰瘍防治】

1. 西藥消炎藥內服。

2. **當歸注射液穴位注射**：穴位分胃俞、足三里和脾俞、足
三里兩組。兩組穴每14天更換一次注射治療。左右側交替進行
治療。每次每穴用藥1～2毫升。

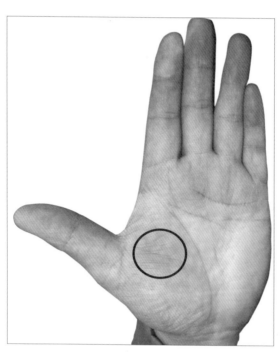

圖2-40-1

3. 地龍（蚯蚓），
用乾品100克研末，飯
後1小時用溫開水沖
服，1日3次。每次2～
3克。堅特服到病癒。
此方也適於用胃潰瘍
病。

4. 炒決明子適量研
末，每日飯前或飯後1
小時，沖服2～3克。

5. 藥店購乾玫瑰花
適量，沏茶葉樣泡常
服。每次5～9克。

6. 常服豆漿，加一
勺白糖再熬沸為度，每
天堅持兩次。

四十一、胃潰瘍

中指下感情線上有小方形紋符號，或有極短而明顯的干擾線，或出現手掌勞宮穴處發紅色者，提示胃潰瘍信號，見圖 2-41-1。

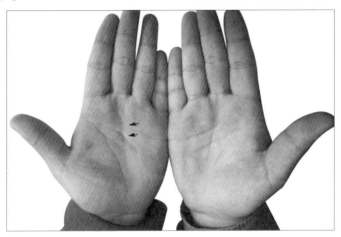

圖 2-41-1

【胃潰瘍防治】

1. 黃蓍建中湯（《金匱要略》）：

處方：黃蓍 30 克，炒芍藥 20 克，桂枝 10 克，生薑 9 克，大棗 4 枚，飴糖 30 克（溶化沖服），炙甘草 6 克，加蒲公英 30 克，水煎內服，每日 2 次，早晚分服。此方乃章次公教授臨床經驗，對胃潰瘍和十二指腸球部潰瘍治療效果佳。

2. 平胃散（《和劑局方》）：

處方：炒蒼朮 15 克，厚朴 10，陳皮 9 克，炙甘草 12 克。加黃連 6 克，黃芩 12 克，蒲公英 20 克。水煎熬服。

清代名醫尤在涇說：「食慾停在胃脘，用消導藥時，必須加入人參 9 克，才能以胃氣推動藥力，效果才會好。脾胃虛

弱，用藥宜小劑，每日不過三錢，丸藥也可以煮取飲之，著眼保護胃氣，守方可癒，這是中醫調理脾胃之法度。

四十二、慢性胃炎

1. 手掌勞宮穴處掌面呈凹狀，手掌震位及勞宮穴處發白色。若平時伸掌時掌心發白色處突然間變成青色者，提示慢性胃炎急性發作，見圖2-42-1，圖2-42-2。

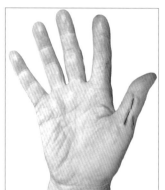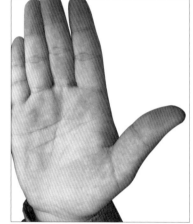

圖2-42-1

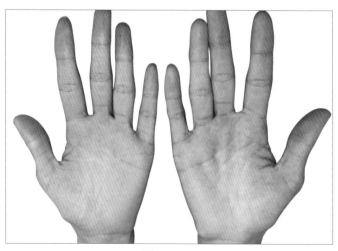

圖2-43-2

2. 指甲皮帶增寬，皮囊發光亮。提示慢性胃炎，見圖2–42–3。

3. 非健康線呈斷斷續續的梯形狀排列，提示慢性胃炎，見圖2–42–4。

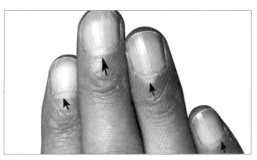

圖2–42–3

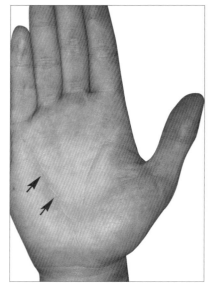

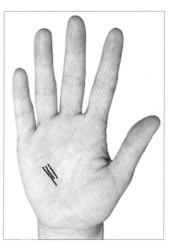

圖2–42–4

【慢性胃炎防治】

1. **中成藥**：枳朮丸、健脾丸。

2. 若小兒長期消化不良，表現面黃肌瘦，倦怠乏力，四肢無力，少言，挑食，自汗，飯後出現腹脹滿，大便出現時稀時乾。可用中藥黃精600克烘乾，研成細粉，備用。

3歲以下，每次3克，5歲以上每次4克，6～10歲，每次5克，10～13歲，每次6克，早晚各服1次。

四十三、萎縮性胃炎

1. 雙手震位有深刻而惹人注目的橫凹溝,或震位塌陷明顯,提示萎縮性胃炎,見圖2-43-1,圖2-43-2。

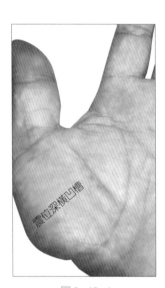

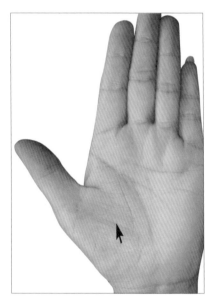

圖2-43-1   圖2-43-2

2. 萎縮性胃炎患者常常舌下發黑色,提示萎縮性胃炎,見圖2-43-3。

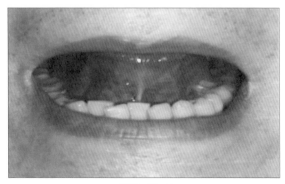

圖2-43-3

四十四、脾囊腫

生命線中央處有小島紋，見圖2-44-1。

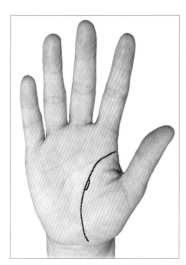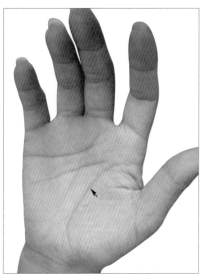

圖2-44-1

【脾臟囊腫防治】

　　脾囊腫很少見，小囊腫無須治療，一般不引起臨床症狀，大囊腫表現為脾腫大，或壓迫鄰近內臟引起左上腹不適，消化不良等。往往體檢時才發現。囊壁鈣化時，X光平片可見鈣化影。稍大囊腫可在上腹部觸摸得圓形腫塊，並隨呼吸運動上下活動。

四十五、乏力症

　　1. 無論左右手，生命線末端有狹長島紋或末端線變細，提示乏力症，見圖2-45-1。

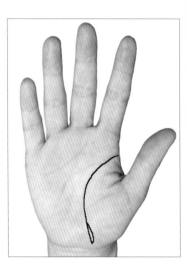
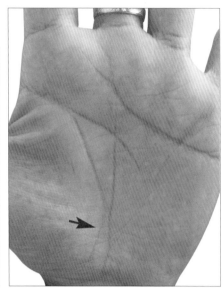

圖2-45-1

2. 雙手掌月丘均有指腹肚樣指紋皮理符號，提示此人易乏力，耐力差。見圖2-45-2。

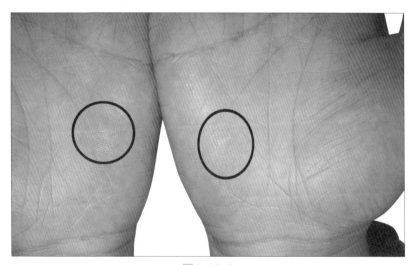

圖2-45-2

3. 圖 2-45-3 為一典型乏力症病例，女，42歲。

【乏力症防治】

1. 加強營養，增強體質。

2. 仙鶴草 90 克，大棗 10 枚，水煎服。

3. 筆者臨時遇到極度乏力疲倦，精神萎靡者，用經方「麻黃附子細辛湯合黃蓍桂枝五物湯」。**處方**：麻黃 5 克，製附子 10 克，細辛 4 克，生黃蓍 15 克，桂枝 10 克，白芍 10 克，赤芍 15 克，生薑 20 克，大棗 4 枚。水煎服 7 劑。臨床效果十分理想。

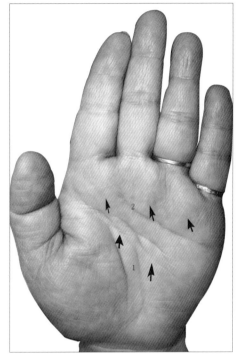

1. 智慧線呈倒「∞」，提示乏力症。

2. 指縫下掌面有明顯的脂肪丘，提示高血壓信號。

圖 2-45-3

4. 對於血壓低或偏低者的乏力症，臨床用補中益氣湯合三仙湯效果理想。

處方：黃蓍 15 克，黨參 20 克，白朮 20 克，當歸 15 克，炙升麻 10 克，陳皮 9 克，柴胡 10 克，炙甘草 12 克，仙鶴草 30 克，淫羊霍 30 克，仙茅 10 克。水煎服。1 日 1 劑。一般連服 7 劑。

四十六、過敏性紫癜

手掌有雪梨線，且雪梨線末端兩側生穗狀紋，臨床男孩最多見，提示過敏性紫癜信號，見圖 2-46-1。

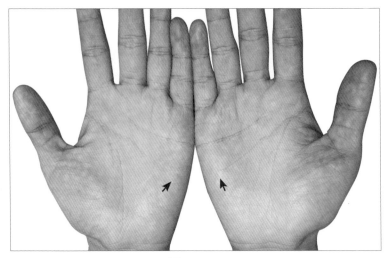

圖2-46-1

【過敏性紫癜防治】

1. **食療**：宜食用養血止血、涼血清熱之功效的食品，如大棗、桃核仁、蘿蔔、蓮藕、花生等。禁服發熱的食物，如菸酒、魚蝦、辛辣之品。發病時對下列藥物應禁止服用，如利福平、阿司匹林、奎寧、頭孢菌素類。

2. **白疕一號方治療急性過敏性紫癜**：

處方：白茅根、生地、雞血藤、生槐花各30克，赤芍、紫草根、丹參各15克。水煎服。

3. **涼血五根湯治療以下肢尤重的過敏性紫癜**：

處方：白茅根、紫草根各30克，板藍根、茜草根、瓜蔞根各15克。水煎服。

四十七、魚鱗病

手掌皮膚看上去乾巴粗糙，全手掌紋主次不易分辨，見圖2-47-1。尤以小腿皮膚似魚鱗皮膚一樣，見圖2-47-2。

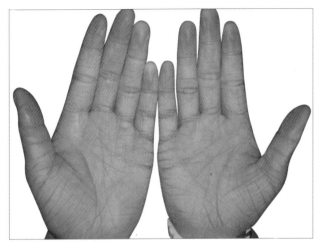

圖2-47-1

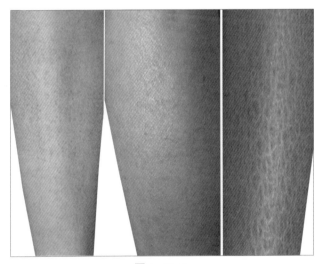

圖2-47-2

【魚鱗病的防治】

此病為遺傳所致，輕者不需醫治，平時多食有益於皮膚的蔬菜水果之類，如核桃仁、大棗、銀耳、馬鈴薯等，久服有效。

四十八、過敏體質

　　無論左右手，有明顯的一兩條過敏線或好幾條，或雙手均有明顯的一條過敏線，提示此人為過敏體質，易患支氣管過敏，藥物過敏以及日光性皮膚過敏，見圖2-48-1～圖2-48-3。

【過敏體質防治】

　　1. 遠離自己以前接觸過敏史的物質。

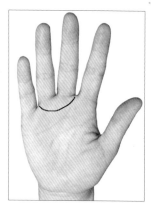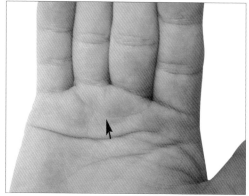

圖2-48-1

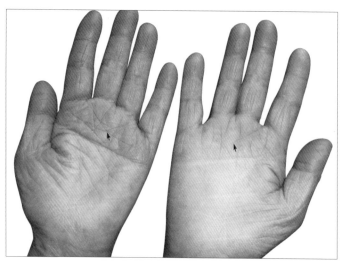

圖2-48-2

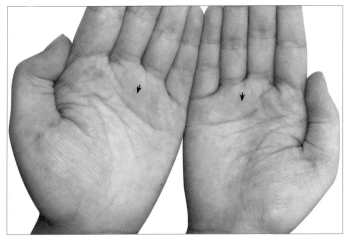

圖2-48-3

2. 若過敏發生後，勿要食刺激性食物，如魚蝦，魚雖潛物，而性樂於動！

四十九、大病史

1. 感情線起端呈大叉紋，或感情線在無名指下有斷裂，均提示兒時患過危及生命的大病史，見圖2-49-1。

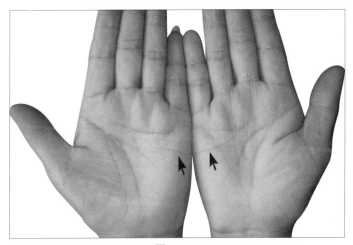

圖2-49-1

2. 無名指下感情線上，有狹長島紋，為食物、煤氣、藥物等中毒史，見圖2-49-2。

五十、腰　痛

1. 生命線末端有大島紋，大魚際有凹陷，提示腰痛信號，見圖2-50-1。

2. 生命線末端有明顯的美術線，提示隨著年齡增長易患腰酸痛。見圖2-50-2。

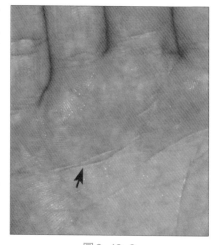

圖2-49-2

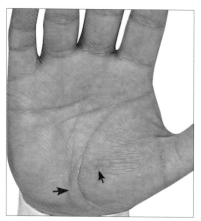

圖2-50-1

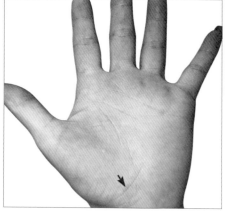

圖2-50-2

3. 女，45歲，生命線末端有大島紋，手腕紋處有明顯的靜脈血管發黑而浮鼓起來，提示她宮寒月經來時常發黑有血塊，臨床表現為腰胯常痛。見圖2-50-3。

腰痛原因複雜，有婦科疾病引起的腰痛，有損傷性腰痛，

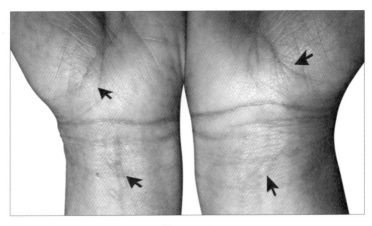

圖 2-50-3

有勞累引起的腰痛，有房勞過度引起的腰痛等。應對症用藥才可收到預期效果。

【**腰痛防治**】

1. **中成藥**：金匱腎氣丸、祛風舒筋丸、藥痛寧。

2. 按摩、刮痧。

3. **甘薑苓朮湯**（《金匱要略》）（別名：腎著湯）：

處方：炙甘草6克，乾薑20克，茯苓20克，生白朮50克。

功效：祛寒利水。

適應疾病：急性腰扭傷、腰肌勞損、腎結石、腰椎間盤突出、慢性盆腔炎、妊娠水腫、坐骨神經痛。

（1）治寒濕邪發病急而重者，治要大劑量，乾薑要用到60克以上，3劑見大效。

（2）治腰痛需用生白朮（治腰痛聖藥），而且50～100克才有效。而炒白朮用則滯矣。

《醫學實在易》曰：「白朮能利腰臍之死血，凡腰痛諸藥

罔效者，用白朮兩許，少佐它藥，一服如神。」《名醫別錄》：「白朮利腰臍間血。」《本草逢原》：「白朮散腰臍間血及衝脈為病。」《本草從新》：「白朮利腰臍血結，去周身濕痹。」《湯液本草》：「白朮利腰臍間血，通水道，上而皮毛，中而心胃，下而腰臍，在氣主氣，在血主血。」《石室秘錄》：「治腰痛不能俯仰，用白朮四兩，酒兩碗，水兩碗，煎湯飲之，即止痛，不必更加它藥也。」

五十一、腰椎間盤突出

1. 手掌背中指正下方靠手腕處有軟骨凸起，或手掌背有淺白色斑塊，提示陳舊性腰椎間盤突出症。

2. 生命線末端線上或線內側有小凹坑，提示腰椎間盤突出，見圖 2-51-1。

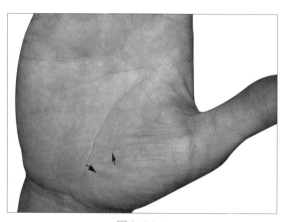

圖 2-51-1

3. 腰椎間盤突出症患者磁共振掃描及拍片實例圖，見圖 2-51-2。

4. 患者腰椎間盤突出症發作時，臨床上用大拇指用力適中推按摸時往往腹股溝有條狀結節，並有明顯壓痛感，即可判斷該病，見圖 2-51-3。

【腰椎間盤突出防治】

單方泡酒療法：土鱉蟲 90 克，白酒 500 克，濃度不限，泡

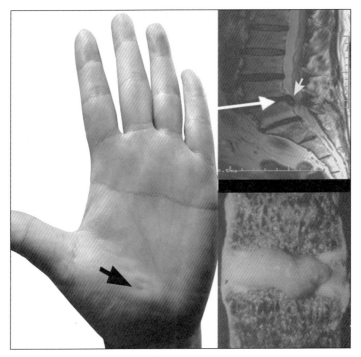

圖2-51-2

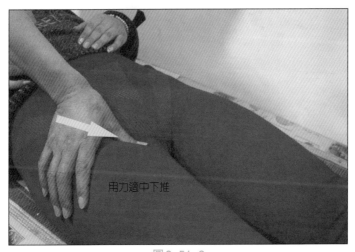

用力適中下推

圖2-51-3

2天後起用，每日3次，每次口服1～2小勺。此方宜瘀血性腰椎間盤突出症。

　　內服外搽藥酒方：紅花50克，莪朮30克，延胡索30克，蘇木30克，雞血藤30克，當歸15克，赤芍25克，肉桂15克。以上藥泡1000毫升白酒內7天。1日2次內服，每次20～50毫升飲用。也可以外用，外用時加少量冰片化開在病灶處反覆外搽。

五十二、前列腺疾病

　　1. 生命線末端有大島紋，且島紋部位有鼓起之勢，提示前列腺增生信號，見圖2-52-1。

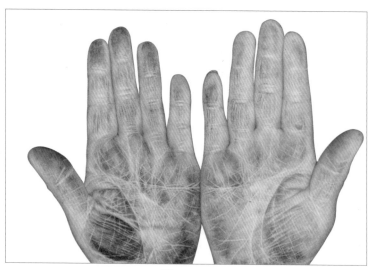

圖2-52-1

　　2. 小指下掌面有異樣斑塊，此位有「米」字紋符號，或有小凹坑，或手掌有戴手套樣感覺，提示前列腺結石信號，見圖2-52-2。

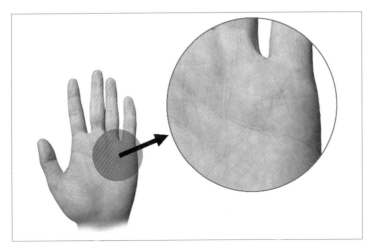

圖2-51-2

【前列腺疾病防治】

1. **藥茶食療**：芡實10克，金櫻子10克，水煎後加白糖適量常飲。主治慢性前列腺炎。

2. 筆者臨床遇到前列腺增生、癃閉而不能小便者，首先選用血府逐瘀湯，再加穿山甲、皂刺、白芥子、敗醬草治之效捷。遵：癰疽瘤初起，用活血通絡，化瘀消散的原則。血府逐瘀湯（桃仁12克，紅花9克，枳殼6克，牛膝9克，赤芍6克，川芎5克，生地9克，當歸9克，桔梗5克，柴胡3克，甘草3克，水煎服）。

五十三、腎結石

生命線末端靠手腕處有「米」字樣紋路，或有火柴頭大小樣小凹坑，提示腎結石，見圖2-53-1。

【腎結石防治】

1. **中成藥**：八正合劑。

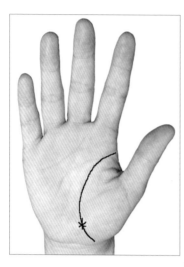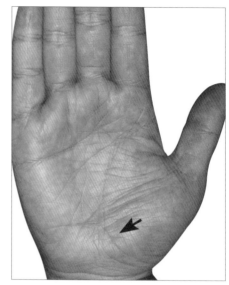

圖2-53-1

2. 單方：

（1）雞內金100克研末，每日2次溫開水沖服，每次5克。

（2）土茯苓300克，每次50～60克，研末沖服，每日2～3次。

（3）金錢草100克，水煎熬常常當茶樣服。

五十四、腎囊腫（腎炎）

1. 生命線末端處線上有小方形紋，提示腎臟患有囊腫信號。女，27歲，見圖2-54-1。

2. 性線明顯變深而加長，提示慢性腎炎史，女，66歲，見圖2-54-2。

《黃帝內經素問遺篇》防治腎病養生方法介紹：「腎臟有久疾病之人，可在夜裡3—5時起床，面南而立，消除雜念，閉

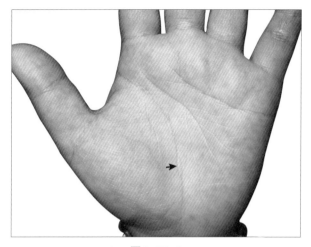

圖2-54-1

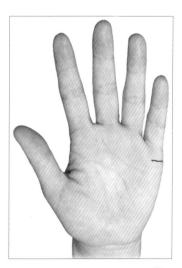 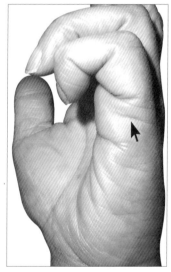

圖2-54-2

住氣息，吸而不呼，連作7次，伸直脖頸，用力咽氣，如同咽硬物一般，如此連作7遍，然後吞嚥舌下的津液，不拘其數。」此方法筆者臨床指導患者均有效。睡前早晨均可以練

習。「妙藥在體內」，這是古代養生學家經驗之談。只要患者堅持練習，一般7天可見效。

【腎囊腫（腎炎）防治】

1. 腎囊腫病臨床多見，可由許多原因引起。單純性腎囊腫是腹部常見腫物之一。其病因是在胚胎發育期若腎小球與腎小管未能連接，成年後由於炎症性病變使腎小管梗阻與血管梗阻就可能形成腎囊腫。腎囊腫發生在腎實質的近表面處，在腎包膜下逐漸長大。早期多無臨床症狀，囊腫長大時可於腰部摸得光滑、柔軟、囊性感的腫塊，可隨腎活動，並感輕度噁心、嘔吐等消化障礙症狀。

2. **腎炎中醫治療**

（1）**急性腎炎方**

處方：白茅根50克，益母草25克，澤瀉25克，半邊蓮25克，車前子20克，大腹皮15克，水煎早晚分服（《吉林中醫藥》）。

筆者註：腎炎患者不宜過多飲水。因為腎臟每分鐘跳動38次，雙腎合起來與心臟的跳動次數相呼應。按此腎臟蠕動次數，腎臟一晝夜應濾水量約為6大杯，再加之皮膚耗水量，如果病患喝更多的水以為能幫助排毒，那就給腎臟不自覺地增加了負擔。

（2）**慢性腎炎方**

處方：益母草、半邊蓮、蘇葉各30克，熟地、黃耆、澤瀉各15克，懷山藥、茯苓各10克，丹皮、山萸肉各6克。水煎服。每日1劑，30天為1療程。最多6個療程（《中醫雜誌》）。

（3）**單方治療慢性腎炎**

玉米鬚60克，水煎代茶服。連服6個月。此方屬岳美中教授多年之經驗方。堅持守方，才能治癒。

五十五、膀胱炎

生命線近末端生出幾條走向月丘的支線，支線兩側又有小支線，提示慢性膀胱炎。若手掌下端坎宮有紅圓斑塊，提示慢性膀胱炎急性發作。女，69歲，見圖2-55-1。

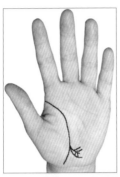

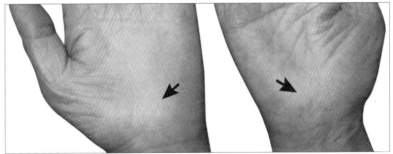

圖2-55-1

【膀胱炎防治】

1. **中草藥治療處方**：當歸15克，黨參15克，白芍12克，蒲公英30克，鹽炒黃柏9克，馬鞭草15克，炙甘草10克，水煎服，每日1劑，早晚分服。

2. 魚腥草60克，水煎常服，1日1劑。

3. 向日葵根12克，水煎常服。

4. 黃花菜60克，白砂糖60克，水煎燉服，1日1劑。

五十六、尿管結石

1. 生命線較短，約占全長的 2/3，提示此人有遺傳性尿管結石信號，見圖 2-56-1。臨床驗證，尿管結石也有遺傳傾向。

2. 小指指甲面有白色斑塊，皮囊發紅色，提示尿管正患結石，見圖 2-56-2。

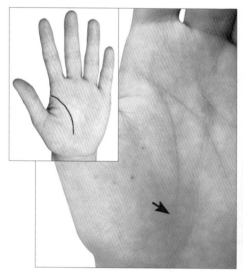

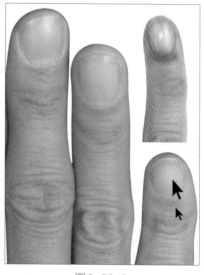

圖 2-56-1　　　　　　　　　　圖 2-56-2

3. 尿管結石發作時，人中出現青色斑塊。見圖 2-56-3。

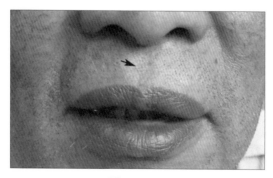

圖 2-56-3

【尿管結石防治】

1. 雞內金 10 克，金錢草 30 克，水煎當茶常飲。

2. 威靈仙、白茅根各 60 克，水煎熬服。飯前服。

3. 新鮮玉米根 100 克，水煎服。

五十七、急性腸炎

1. 十指甲前沿甲下呈較寬樣紅帶狀色澤，指甲皮囊也發紅，提示急性腸炎信號，見圖 2-57-1。若此位呈細紅帶狀為胃炎、小腸炎、睡眠障礙。正確的觀指甲診病方法是讓患者伸手時自然不用力。

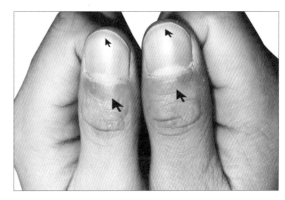

圖 2-57-1

2. 雙手掌小魚際根即掌根位置短時間鬆弛，無彈力，為急性腸炎腹瀉脫津液所致，見圖 2-57-2。

【急性腸炎防治】

1. 急性腸炎發作時，應及時內服西藥諾氟沙星膠囊。忌生冷，注意腹部飽暖。

2. 若出現泄水樣服藥效差，可用肉豆蔻 3～6 克研末，拌雞蛋炒服。也可用中藥車前子 5～10 克，研末拌米湯

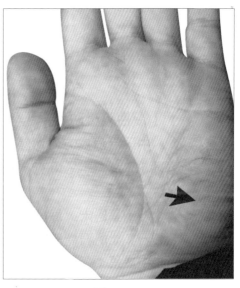

圖 2-57-2

服之即可產生效果。還可以用艾條灸百會穴，即有效果。

五十八、慢性腸炎

生命線內側有一條較長的緊逼平行副線，提示慢性腸炎，見圖2-58-1。

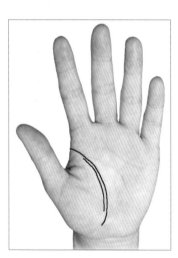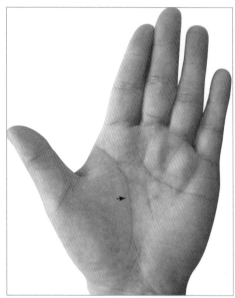

圖2-58-1

【慢性腸炎防治】

1. **中藥治療處方**：仙鶴草60克，木香9克，川黃連6克，石菖蒲12克，蟬衣10克，桔梗10克。水煎服，每日早晚分服。

2. 炒山藥研末，每日2次沖服或拌入稀飯內空腹服用。

3. 若久泄用石榴皮研末，米湯送服，每次10克。

4. **中成藥**：參苓白朮散；五神丸。

五十九、關節炎

1. 生命線末端分明顯大叉紋，男，59歲，見圖2–59–1。

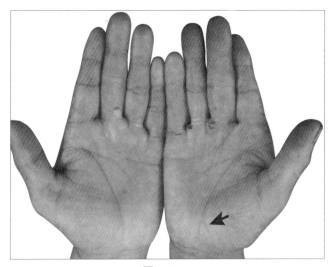

圖2–59–1

2. 雙手掌發紅且光亮，此圖患者是上圖患者的妻子，夫妻兩人都患關節炎。見圖2–59–2。

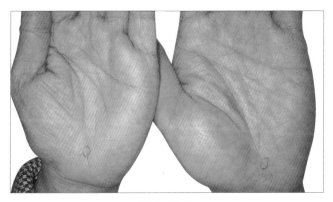

圖2–59–2

【關節炎防治】

1. 三藤寄生藥酒方：雞血藤、海風藤、絡石藤各50克，木瓜、牛膝各15克，五加皮10克，白酒1500克，泡酒7天後服用，每日2次，每次1～2酒盅。

2. 《丹溪心法》**二妙丸加減**治療痛風關節炎。

處方：炒蒼朮30克，黃柏12克。加大黃10克。水煎熬服。1日1劑。

外用：可將上三味藥研末，同蒲公英、紫花地丁各100克水煎濃縮後，拌上藥末外敷痛風發作病灶處。1日1換，至病癒為度。

3. 若患痛風性關節炎，可用單味車前子30克水煎當茶樣服，效果好。

六十、下肢乏力症

小指下掌面有如主線一樣深而明顯的3～4條分隔號掌紋，提示此人下肢乏力症，見圖2-60-1。

【下肢乏力症防治】

1. **穴位拍打療法**：選足三里、湧泉、三陰交穴，每日拍打2～3次。

2. **中成藥**：木瓜丸。

3. 淫羊藿30克，仙鶴草30克，仙茅10克，枸杞子15克，牛膝12克。水煎服。

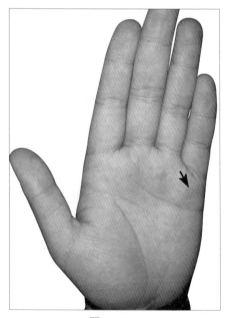

圖2-60-1

六十一、子宮肌瘤

1. 生命線末端有一兩個小島紋符號，提示子宮肌瘤，見圖 2-61-1。若症狀明顯時，此部位一般會出現比掌面較深色的異色小斑塊。

2. 青年女性目外側下方有如圖 2-61-2 和圖 2-61-3 樣血管浮顯在白眼球上，提示子宮肌瘤信號。

【**子宮肌瘤防治**】

中成藥：桂枝茯苓丸；大黃䗪蟲丸。

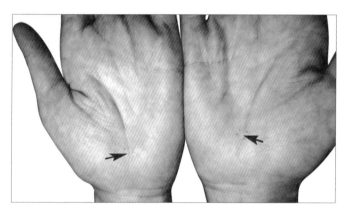

圖 2-61-1

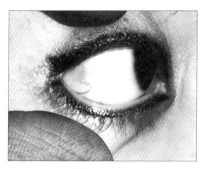

圖 2-61-2

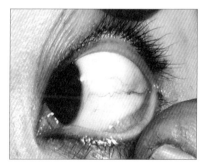

圖 2-61-3

六十二、卵巢囊腫

生命線末端兩側生出有狹長島紋。若青壯年女性手掌坎宮有明顯的「米」字紋（多提示婦科癥瘕）者，見圖2-62-1，圖2-62-2。

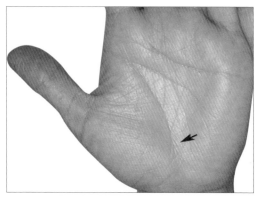

圖2-62-1

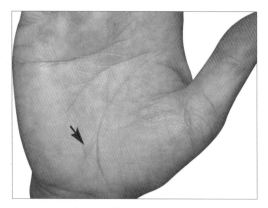

圖2-62-2

【卵巢囊腫防治】

養血化瘀散結方（謝海洲教授）：當歸、生地、澤蘭各12克，赤白芍、桃仁、延胡索、香附、丹皮、五靈脂、地骨皮各

9克，川芎、紅花、三棱、莪朮各6克，丹參、益母草各15克，鱉甲24克，水煎內服，不少於30劑，每日1劑，早晚分服。

六十三、月經不調

地丘或放縱線呈網狀格子紋理，提示月經不調，見圖2-63-1。

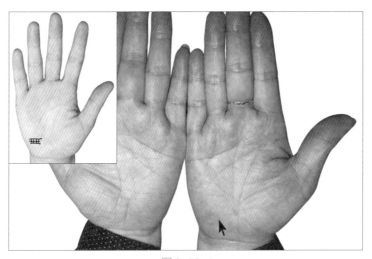

圖2-63-1

【月經不調防治】

首選國家藥准字型大小中成藥：培坤丸。

此藥功能：補氣血，滋肝腎。用於婦女血虧，消化不良，月經不調，赤白帶下，小腹冷痛，氣血衰弱，久不受孕。

主治：

（1）婦女虛證、寒證、產後虛證。

（2）治療絕經期綜合徵之煩躁失眠、多夢、潮熱、盜汗、健忘、脫髮、骨質疏鬆。

（3）主治痛經閉經。

（4）祛斑養顏、滋補肝腎、充盈氣血、加快循環。

（5）主治功能性不孕症。

（6）治療津液枯少之便秘。

現代藥理研究證明：

（1）提高機體免疫力，治療生殖器官炎症，抵禦生殖系統病源性生物感染。

（2）調節女性內分泌，刺激神經末梢，促進腦垂體分泌FSH，誘發女性正常排卵，刺激卵泡發育成卵子，改善黃體功能，杜絕習慣性流產。

（3）促進血液循環，清除輸卵管局部充血、水腫、軟化、溶解輸卵管粘連，使輸卵管暢通無阻，增加子宮血氧供給量，提高受精卵著床率。

總之，培坤丸是婦女的治療藥，保健藥。培坤丸有400多年歷史，是研製者在抗日戰爭中寧死不將秘方交給日本人的祖傳秘方，新中國成立後獻給國家。

六十四、帶下症

生命線與腦線的起點交會處分開距離大，見圖2-64-1。此類人大多性格易於急躁，若兼有舌根苔黃厚膩時，見圖2-64-2，提示白帶多。男性易患陰囊潮濕。

【帶下症防治】

1. **中藥治療處方**：黃蓍30克，山藥、茯苓、白朮、扁豆、芡實、生薏苡仁各20克，甘草10克，大棗4枚，水煎服。每日1劑，早晚分服。此方主治脾虛引起的帶下色白，無臭味，質黏稠，綿綿不斷。四肢不溫而常常納差神疲乏力者。

2. **澤瀉湯**（《金匱要略》）：

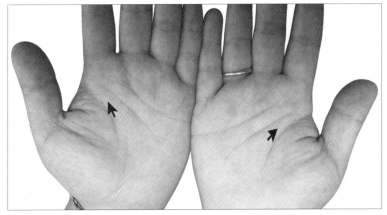

圖2-57-1

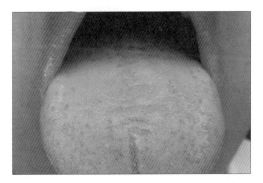

圖2-57-1

處方：澤瀉15克，白朮6克。

用法：上二味藥以水300毫升，煮取150毫升，分溫再服。

主治：水停心下，清陽不升，濁陰上犯，頭目昏眩。現用於耳源性眩暈。

經方新用：本方治帶下症，屢屢奏效。重於健脾，炒白朮量大於澤瀉量3倍。偏於利濕，用生白朮，澤瀉量要大於3倍白朮。

3. **中成藥**：龍膽瀉肝丸。

六十五、盆腔炎

生命線末端線兩側生出支線呈掃把狀，提示盆腔炎，見圖2-65-1。

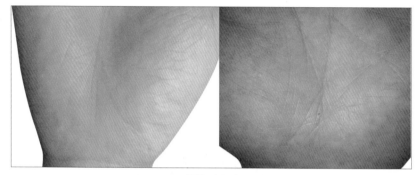

圖2-65-1

【盆腔炎防治】

慢性盆腔炎中成藥治療：

（1）千金止帶片，每次6克，1日3次，溫開水送服，15天為1療程。

（2）**中成藥**：前列康片，每次4片，每日3次。此中成藥適宜於脾腎氣虛所致者。

六十六、疝　氣

生命線末端靠地丘處生有三角紋，見圖2-66-1。臨床發現青年女性有此三角紋符號，多提示此人（或母親姐妹）有痛經史。

【疝氣防治】

古方治療疝氣（《重訂瑞竹堂經驗方》）：

（1）**川楝茴香散**。處方：木香、茴香、川楝子各等份，

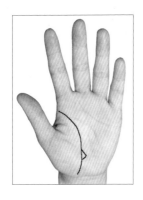 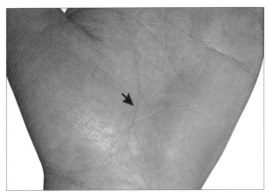

圖 2-66-1

共研細末，熱酒一盅飯前沖服。每日2～3次。此方主治小腸疝氣疼痛。

（2）**四聖散**。**處方**：川楝子、胡椒、茴香、全蠍各25克。上藥共研細粉，飯前熱酒沖服，每日2～3次，每次6克左右。此方主治小腸膀胱疝氣疼不可忍者。

六十七、婦科惡變病傾向

生命線末端地丘處眾多小島紋堆排集呈葡萄花朵形狀，又有明顯的雪梨線生出，且末端有島紋，雙手生命線末端有大島紋，建議進入50歲以後，每半年去婦科防癌普查一次。見圖 2-67-1。早期婦

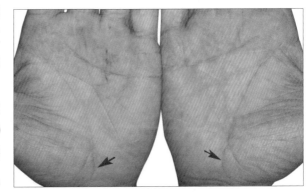

圖 2-67-1

科癌症信號是雙耳三角區色澤發烏色或有黑斑點出現。見圖2-67-2。

【婦科惡變病防治】

1. 凡有婦科惡變病傾向的患者，應定期去醫院防癌普檢。平時可多食一些抗癌類食物，如大蒜、大棗、生薑、山楂、無花果、蜂蜜等。

2. **中成藥**：十全大補丸。

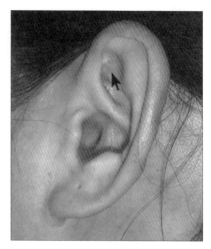

圖2-67-2

六十八、男性不育傾向

1. 無性線、生殖線，（男，32歲）無精子，見圖2-68-1。感情線起端由島而起，見圖2-68-2。

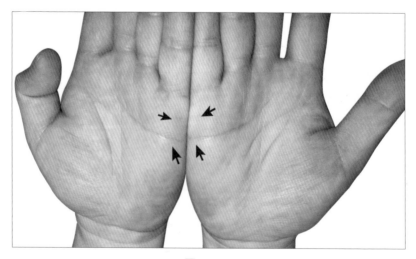

圖2-68-1

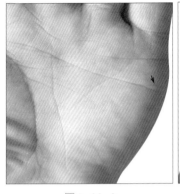

圖2-68-2

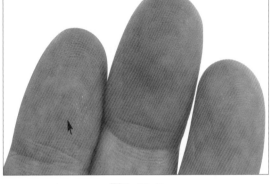

圖2-68-3

　　2. 食指指紋呈大弓形指紋，提示男性不育傾向，見圖2-68-3。

　　3. 十指指甲寬短，整個指甲呈方形，以大拇指最為明顯，提示男性不育傾向，見圖2-68-4。

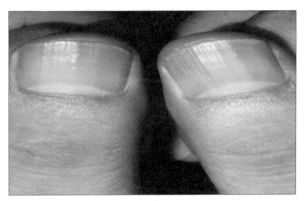

圖2-68-4

　　4. 生命線起點偏低，提示男性不育傾向，見圖2-68-5。

　　5. 雙耳乾巴薄小呈咖啡色狀，提示男性不育傾向。

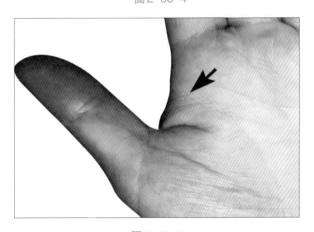

圖2-68-5

【男性不育防治】

1. **中成藥**：五子衍宗丸，七寶美髯丹。

2. **食療**：蛋白質粉，含鋅豐富的南瓜子，維生素 C 類食物。

3. 生麥芽 30 克，菟絲子 30 克，澤蘭葉 12 克，枸杞子 15 克。水煎熬服。

六十九、女性不孕傾向

1. 無性線或只有一條性線，感情線起端光滑，無生殖線，提示女性不孕傾向，見圖 2-69-1。

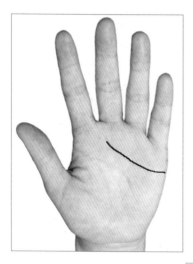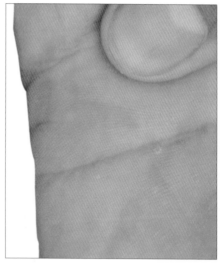

圖 2-69-1

2. 小指短而彎曲，提示女性不孕傾向，見圖 2-69-2。

3. 食指指甲比其他指甲色澤光亮，偏歪，提示輸卵管不通暢，女性不孕傾向，見圖 2-69-3。

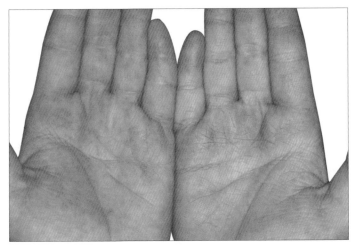

圖2-69-2

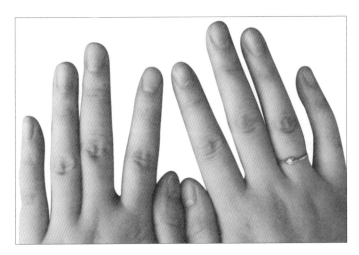

圖2-69-3

4. 只有明顯的一條性線延長到小指中垂線，多提示幼稚型子宮，見圖2-69-4。

5. 小指指甲頭大根小，皮帶緊縮，提示女性不孕傾向。

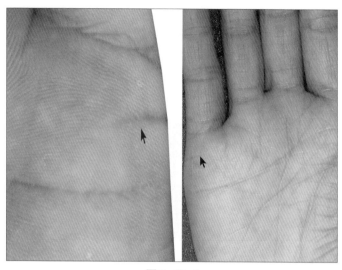

圖2-69-4

註：孕婦若短時間內一乳房塌陷，為流產先兆，應積極防治。

【女性不孕防治】

女性不孕病較為複雜，勿盲目用藥，待查明病後，再有針對性地給藥治療。

1. **中成藥：**（1）當歸養血丸，1日3次，每次9克，30天1個療程。

（2）培坤丸，1日2次，每次45粒，60天1個療程。

2. **輸卵管不通方。處方：**當歸15克，紅花10克，川芎9克，牛膝9克，三棱、莪朮各20克，土鱉蟲10克，地龍10克，炙水蛭10克，肉桂3克。水煎服，每日一劑，早晚分服。

七十、陽痿早洩及性功能減退

1. 小指下掌面處（坤位）和手腕根位打擊緣下方呈凹陷狀，見圖2-70-1。

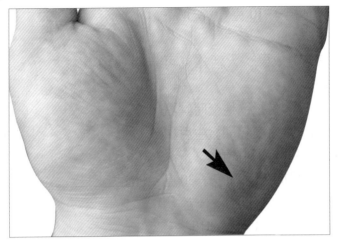

圖2-70-1

2. 生命線內側生有支線，支線上又有小島紋。

3. 青壯年門牙齒短時間變雪白色，提示早洩信號，見圖2-70-2。

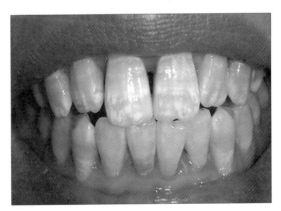

圖2-70-2

【陽痿早洩及性功能減退防治】

1. 陽痿，是指男子雖有性欲要求，而不能勃起或舉而不堅，不持久，不能完成正常性生活，連續3個月以上者。

（1）**食療**：大蒜1個，生薑30克左右，切片同炒，與其他菜同服。一般要連服10天。或大蔥炒蝦仁適量同食也有佳

效。或枸杞子10克，常泡茶飲。

（2）**中成藥**：大活絡丸可治陽痿。

2. 早洩，是指欲性交時陰莖能夠勃起，未待交接即發生射精或交接時間很短即射精。

（1）**民間方**：五倍子30克（圖2–70–3），水煎濯汁趁熱時泡龜頭，每晚1次，連用7天即可改善。

（2）常常鍛鍊提肛功。

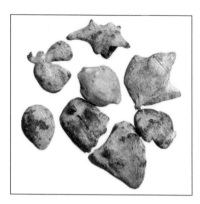

圖2–70–3　五倍子

3. 性功能減退，主要是針對男性而言，臨床表現為性慾慾望減退，甚者沒有一絲性交慾念。

（1）**單方**：蜈蚣（圖2–70–4）、三七（圖2–70–5）共研細末，每日3次溫開水沖服。每次3～6克。七天見效果。

（2）**食療**：多食大蔥或洋蔥。忌菸酒。保持樂觀情緒。

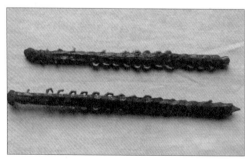

圖2–70–4　蜈蚣

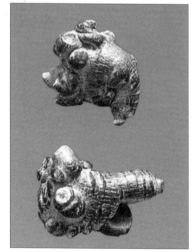

圖2–70–5　三七

七十一、判斷夫妻分居

性線末端開叉而行，提示夫妻分居史或離異者多見，見圖 2-71-1，圖 2-71-2。

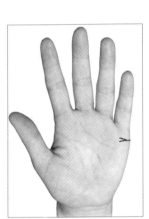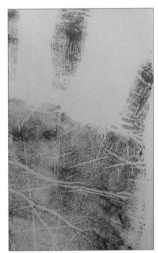

圖 2-71-1

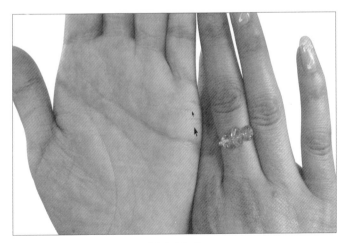

圖 2-71-2

七十二、性功能障礙

1. 性線末端有島紋，提示性功能障礙，見圖 2-72-1，圖 2-72-2。

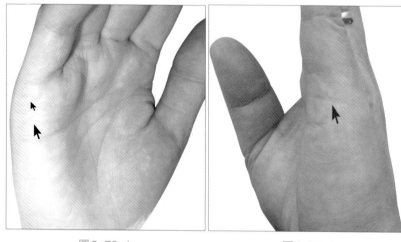

圖 2-72-1　　　　　　　　　　圖 2-72-2

2. 性線有干擾線，提示性功能障礙，見圖 2-72-3。

3. 性線下彎交感情線，有走向掌心之勢，提示性功能障礙。

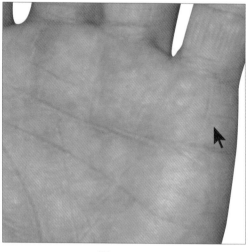

圖 2-72-3

七十三、遺尿史

　　生命線與腦線起端交會處呈小方形紋連接，提示遺尿史信號，見圖2-73-1。

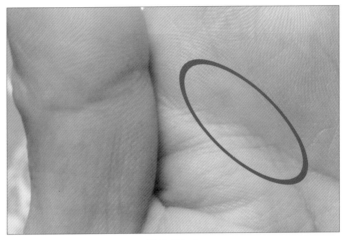

圖2-73-1

【遺尿防治】

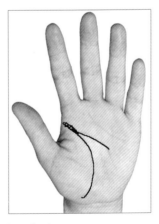

　　1. 柿蒂20克，水煎茶樣服用。

　　2. 紫河車1個，焙乾研末沖服，早晚各1次，每次3克。

　　3. 韭菜子研末，每日2次，每次6克沖服。

　　4. 枸杞子，每日3次口嚼吞吃，每次10克。

　　5. 玉竹60克，水煎飯煎服。

　　6. **經方治療**：甘薑苓朮湯（《金匱要略》）：

　　處方：炙甘草9克，乾薑25克，茯苓30克，生白朮50克。水煎熬服。本方治療遺尿效果理想，其中乾薑為主藥。

七十四、便　秘

生命線末端向月丘有生出支線者，臨床多提示便秘或有便秘史，見圖2-74-1。便秘嚴重者往往口臭。女性顏面多出現有色素斑。

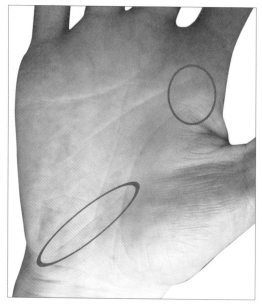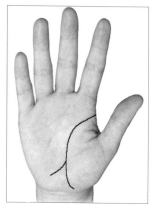

圖2-74-1

【便秘防治】

1. **食療**：常吃紅薯、香蕉。空腹飯前吃梨2個。紅蘿蔔汁加糖調服。

2. **單方**：適量運動的情況下，中藥鎖陽10克水煎當茶常服。

3. **中藥**：生白朮60克，炙升麻12克，生地30克。水煎熬服。

七十五、痔　瘡

地丘處有小豎形島紋者，提示痔瘡信號，見圖2-75-1。

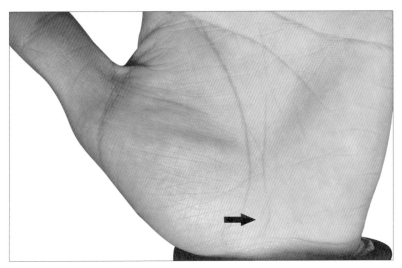

圖2-75-1

【痔瘡防治】

1. 忌久坐，保持大便通暢。

2. 單方：三七粉每日3次沖服，每次3～5克，或炒槐角15克，水煎當茶常服。

3. 荊芥適量水煎熬外洗。

4. 血竭研末，10克，水調外敷效果理想。

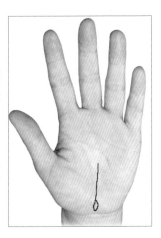

6. 生山楂100克，水煎熬外洗。

7. 皮硝煎湯，趁熱薰洗。

8. 椒目研末，飯前溫開水沖內服，每次6～9克。

七十六、直腸囊腫直腸腫瘤傾向

地丘有如主線一樣明顯的豎形島紋，或島紋掌面內有凸起之勢，病例為男，46歲，見圖2-76-1。若臨床表現經常腹瀉，一吃止瀉藥就好，一停藥就復發，應積極防直腸癌發生，應盡期去醫院篩查。千萬不可大意。

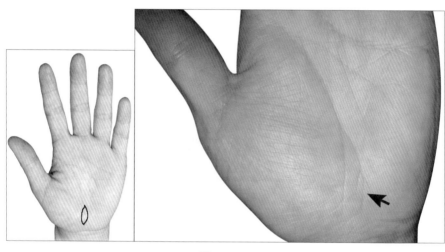

圖2-76-1

【直腸腫瘤防治】

1. 食療：

（1）奇異果、核桃，常常生吃。

（2）馬齒莧一把，綠豆50克，熬湯常服用。

（3）半枝蓮60克，水煎熬常服。

2. **單方**：夏枯草60克，水煎煮，加紅糖常服。

3. 若診斷為直腸囊腫，應儘快手術切除治療。

七十七、手指麻痺

生命線內側生出有一條長而明顯的支線，見圖2–77–1。彩圖示1為手指麻痺線。彩圖示2為智慧線呈倒「 ∞ 」，提示此人易乏力倦怠。

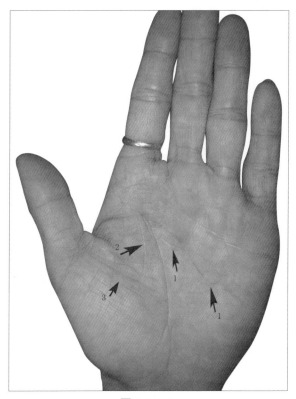

圖2–77–1

【**手指麻痺防治**】

1. 常常做手指運動。如手抓握力器或空手抓握鍛鍊。
2. **單方**：桑枝30克，水煎當茶常服。

七十八、體虛易感冒

全手掌紋淺弱雜亂，或三大主線呈雜亂小島鎖鏈紋，且手掌易出汗，為體質差，易患感冒。見圖2-78-1，圖2-78-2。

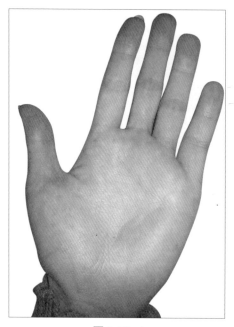
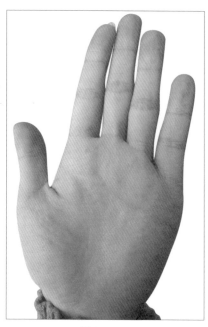

圖2-78-1   圖2-78-2

【體虛易感冒防治】

1. 積極參加文體活動，心情樂觀感冒少。

2. **中成藥**：補中益氣丸。每日2次，每次6克。

3. 蛋白質粉，每日適量內服。

4. 中藥黃蓍50克，水煎熬同中成藥「右歸丸」同服，堅持3個月。對反覆感冒者或體質差、易乏力者再加淫羊藿30克，水煎煮常服。

七十九、手淫及性生活過度

1. 雙手油樣濕汗，白天常常顯示雙目無力困乏，記憶力差。

2. 放縱線呈「T」字紋，提示應節制性生活，見圖2-79-1。

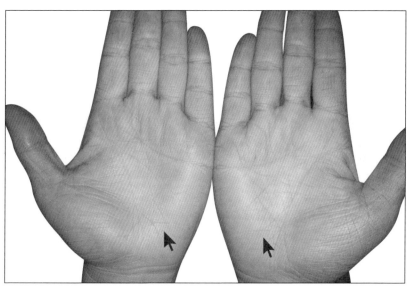

圖2-79-1

手淫過頻和性生活過度，可使其工作學習無精打彩，記憶力大大減退，耳鳴，兩目昏眩無神，上下眼皮水腫，心慌氣短，形態懶散無力。

【手淫及性生活過度防治】

1. 手淫，是一種自我的、最簡單又不易被人所知的性衝動手淫的表現行為。較普遍廣泛。手淫嚴重過頻，影響工作學習。整天疲乏無力。克服手淫的方法是多看有關生理衛生方面的資料。

2. 經方治療遺精、性生活過度導致乏力，多汗盜汗等。

處方：桂枝、芍藥、生薑、龍骨、牡蠣各10克，甘草6克，大棗10枚。選加：五味子、芡實、蓮鬚、仙鶴草、棗皮。水煎熬服治之。

八十、心理壓力大與精神障礙

生命線近末端處在坎宮處有方形紋，如圖2-80-1樣一角相切生命線，提示此人一遇到挫折最易產生自殺或出家隱居之念頭。

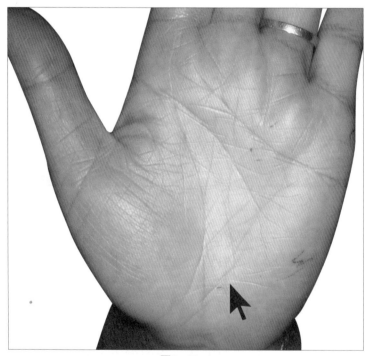

圖2-80-1

大指手背孔子目有米字紋，提示近期壓力大，有精神壓力大引起頭痛臨床表現，見圖2-80-2。

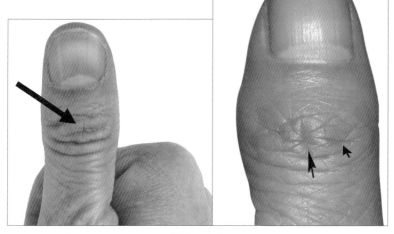

圖2-80-2

　　有明顯的土星環紋，為肝氣不舒表現，說明半年內心理壓力大，見圖2-80-3。

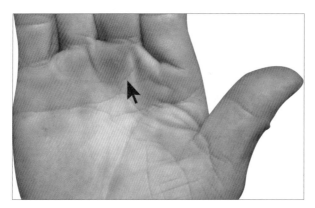

圖2-80-3

【心理壓力大與精神障礙防治】

　　樹立正確的人生觀。多看一些使人積極向上的文章、電視節目，廣交朋友。

國家圖書館出版品預行編目資料

手診快速入門 ／ 趙理明　編著
——初版，——臺北市，品冠文化，2016〔民105.12〕
面；21公分 ——（休閒保健叢書；38）
ISBN 978－986－5734－57－2（平裝；附影音光碟）
1. 望診　2. 手
413.241　　　　　　　　　　　　　　　　　105017138

手診快速入門 附VCD

編　　著／趙理明
責任編輯／壽亞荷
發 行 人／蔡孟甫
出 版 者／品冠文化出版社
社　　址／台北市北投區（石牌）致遠一路2段12巷1號
電　　話／（02）28233123 · 28236031 · 28236033
傳　　眞／（02）28272069
郵政劃撥／19346241
網　　址／www.dah-jaan.com.tw
E - mail ／ service@dah-jaan.com.tw
承 印 者／凌祥彩色印刷有限公司
裝　　訂／眾友企業公司
排 版 者／弘益電腦排版有限公司
授 權 者／遼寧科學技術出版社
初版1刷／2016年（民105年）12月

定 價／350元

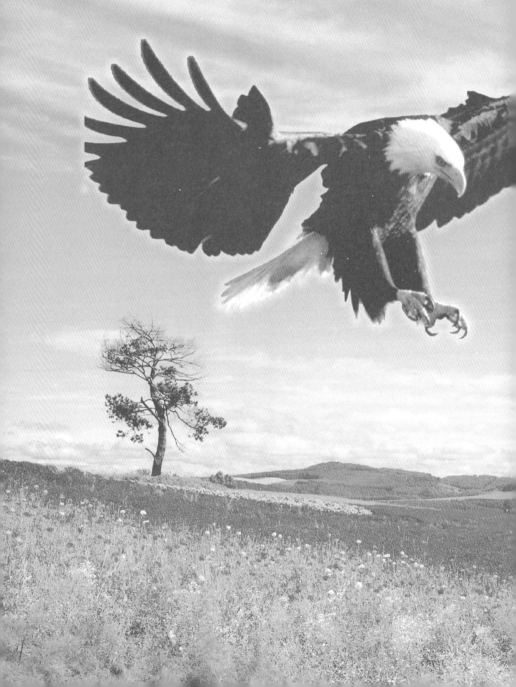

大展好書　好書大展
品嘗好書　冠群可期